# Vorwort

Der vorliegende Bericht enthält die Referate, die bei der Ersten Tagung für psychische Hygiene in Hamburg am 20. September 928 erstattet worden sind, nebst den Ausarbeitungen, deren Verfasser n letzter Stunde am Erscheinen verhindert waren; lediglich auf en Bericht über die psychische Hygiene des Strafvollzuges mußte us äußeren Gründen verzichtet werden.

Der Deutsche Verband für psychische Hygiene verfolgt mit er Veröffentlichung, die durch widrige Umstände verzögert worden st, die Absicht, den annähernd vollständigen Überblick über die ur psychischen Hygiene gehörenden Gebiete, wie er bei diesem nlaß erstmals in Deutschland gegeben worden ist, weiteren Kreisen ugänglich zu machen; insbesondere soll den psychohygienischen rganisationen des Auslandes ein gedrängtes Bild vom Stande aller ieser Bestrebungen in Deutschland zur Vorbereitung des Ersten nternationalen Kongresses für geistige Hygiene, der 1930 in Vashington stattfindet, gegeben werden.

Es ist in der Entwicklung der deutschen Verhältnisse begründet, enn dabei die zur sozialen Psychiatrie gehörenden Zweige der sychiatrischen Fürsorge im weitesten Sinne, die dem internatioalen Brauche gemäß der psychischen Hygiene zuzurechnen sind, egen ihrer fortgeschrittenen Differenzierung und der neuen Richungen zu ihrer Vervollkommnung einen verhältnismäßig großen Jmfang beanspruchen. Demgegenüber nehmen die Fragen der sychischen Hygiene und Prophylaxe im engeren Sinne, bei denen ielfach das Problem der Auswertung der Ergebnisse der Wissenchaft für die Praxis des Alltags noch zu lösen ist, vorerst einen eit geringeren Raum ein, während das dritte Aufgabengebiet, die sychohygienische Aufklärung, die für den Erfolg der Bewegung esonders wichtig ist, heute in den ersten Anfängen begriffen ist.

Die Ausführungen des Vertreters der französischen Liga für eistige Hygiene, Dr. *Paul Schiff*, Paris, und die Darlegungen des rof. Dr. *Rittershaus*, Hamburg, die beide aus Zeitmangel ihre Wortneldungen zurückziehen mußten, sind im Anhang wiedergegeben. ußerdem sind die Niederschrift über die 1. Mitgliederversammlung es Deutschen Verbandes für psychische Hygiene vom 19. September 928, sowie der Wortlaut der Satzungen des Verbandes und das erzeichnis der Teilnehmer der Tagung angeschlossen.

Möge der Tagungsbericht seinen Zweck erfüllen und das Vertändnis für die Aufgaben der psychischen Hygiene und ihre Beeutung für die Volksgesundheit und die Volkswohlfahrt wecken nd verbreiten.

**Der Herausgeber.**

Veröffentlichung
les Deutschen Verbandes für psychische Hy

# Bericht über die Erste Deuts
# Tagung für psychische Hygi
## in Hamburg
## am 20. September 1928

Im Auftrag des Vorstandes des Deutschen
Verbandes für psychische Hygiene

herausgegeben von dem Geschäftsführer

Dr. Hans Roemer
Direktor der Heilanstalt Illenau
bei Achern i. B.

Berlin und Leipzig 1929
Walter de Gruyter & Co.
vormals G. J. Göschen'sche Verlagshandlung — J. Guttentag, Verlagsbuchhandlun
Georg Reimer — Karl J. Trübner — Veit & Comp.

# Einleitung.

Die Erste Deutsche Tagung für psychische Hygiene wurde vom Deutschen Verband für psychische Hygiene gelegentlich der 90. Versammlung der Deutschen Naturforscher und Ärzte in Verbindung mit der Sitzung der 27. Abteilung für Neurologie und Psychiatrie in Hamburg in der psychiatrischen Universitätsklinik und Staatskrankenanstalt Friedrichsberg am 20. September 1928 veranstaltet.

Der Tagung gingen am 19. September die Sitzungen des engeren und weiteren Vorstandes, sowie die erste Mitgliederversammlung des Verbandes voraus; hierbei wurden die geschäftsordnungsmäßigen Grundlagen für die Arbeit des Verbandes durch Annahme einer Satzung geschaffen und der bisherige vorläufige engere und weitere Vorstand bestätigt.

Die Tagung am 20. September 1928 fand im Konzerthaus der Anstalt Friedrichsberg statt, dem ein Ehrentempel mit den Bildern der bedeutendsten Friedrichsberger Psychiater ein festliches Gepräge verlieh.

---

I. Sitzung: (Vorsitz: *Weygandt, Sommer, Roemer*) Beginn $9^{15}$ Uhr.

Professor *Weygandt* eröffnete als Hausherr und stellvertretender Vorsitzender des Verbandes die Tagung mit einer einleitenden Ansprache über die Aufgaben des Deutschen Verbandes für psychische Hygiene und die erste deutsche Tagung.

Hierauf begrüßte Geheimrat Professor Dr. *Sommer*, der Vorsitzende des Verbandes, die ca. 200 Teilnehmer der Tagung, insbesondere die zahlreich erschienenen Vertreter des Reiches, der Länder, der preußischen Provinzen und der Kommunen, ferner des deutschen Ärztevereinsbundes, der allgemeinen ärztlichen Gesellschaft für Psychotherapie, des Reichsverbandes beamteter deutscher Psychiater, des Deutschen Hygienemuseums in Dresden, der hygienischen Universitäts-Institute, der sozialhygienischen Reichsfachverbände, der Verwaltungs- und Fürsorgebehörden, der Verbände der freien Wohlfahrtspflege, sowie der Österreichischen und mehrerer ausländischer Organisationen für geistige Hygiene.

Angesichts des ausgedehnten Programmes, für dessen Abwicklung im Rahmen der Naturforscher — und Ärzteversammlung nur ein einziger Tag zur Verfügung stand, war es zum Bedauern des Vorstandes unmöglich, die zahlreichen offiziellen Vertreter einzeln zu nennen oder zu besonderer Begrüßung zu Worte kommen zu lassen, da es nicht angängig gewesen wäre, die knappe Redezeit der Berichterstatter von 15 Minuten noch weiter einzuschränken.

Vertreten waren:

Die österreichischen Organisationen für geistige Hygiene durch Oberarzt Dr. *Kauders*-Wien, der die Grüße der Herren *Berze* und *Pappenheim* überbrachte,

die Ungarische Liga für geistige Hygiene durch Unterstaatssekretär Dr. *Olàh*-Budapest,

die Französische Liga für geistige Hygiene durch Dr. *Schiff*-Paris, im Auftrag ihres Vorstandes Dr. *Toulouse* und ihres Sekretärs Dr. *Genil-Perrin*,

ferner Holland durch Professor Dr. *Boumann*-Amsterdam und 9 holländische Kollegen,

sowie Dänemark durch Professor Dr. *Wimmer*-Kopenhagen und Norwegen durch Dr. *Torpe*-Oslo.

Aus Italien hatten Dr. *Ferrari*-Bologna,

aus Rußland Dr. *Rosenstein*-Moskau der Tagung ihre Wünsche übermittelt.

Auf Anregung des Vorsitzenden wurde an *Clifford W. Beers* New York, der den Anstoß zur Gründung des Deutschen Verbandes gegeben hat, ein Begrüßungstelegramm gerichtet.

Nach geschäftlichen Mitteilungen von Herrn Prof. *Weygandt*, der den Teilnehmern die anläßlich der Naturforscher- und Ärzteversammlung erschienene Festnummer der Psychiatrisch-Neurologischen Wochenschrift mit Beiträgen der Friedrichsberger Ärzte zur Verfügung stellte, wurde in die Tagesordnung eingetreten.

Der Vorstand hatte sich entschlossen, bei dieser ersten Tagung einen Überblick über das gesamte Aufgabengebiet der psychischen Hygiene zu geben, und es war ihm gelungen, hiefür eine Reihe anerkannter Sachverständiger für die Erstattung kurzer Übersichtsberichte über die zahlreichen Sondergebiete zu gewinnen. Der bereitwilligen Selbstbescheidung der Vortragenden ist es zu verdanken, daß eine annähernd vollständige Übersicht bei der Tagung zustande kommen konnte, wenn auch einige Berichterstatter in letzter Stunde am Erscheinen verhindert waren. Die Referate waren im Auszug als Vorbericht der Tagung in Heft 4 des I. Bandes der Zeitschrift für psychische Hygiene erschienen, das den Teilnehmern ausgehändigt wurde.

Die erste Gruppe der Berichte bezog sich auf den Stand der zahlreichen Zweige der öffentlichen Fürsorge für Geisteskranke und Psychopathen und ihre Weiterbildung nach den Gesichtspunkten der psychischen Hygiene und Prophylaxe — also auf das Gebiet, von dem die Mental-Hygiene-Bewegung in ihrem Ursprungsland, in Nordamerika, bekanntlich ihren Ausgang genommen hat.

Die Berichte wurden in folgender Reihenfolge erstattet:

Die geschlossene Anstaltsfürsorge für Geisteskranke. *Kolb*, Erlangen.

Krankenbehandlung in der Heilanstalt, insbesondere Beschäftigung und ihre Beziehungen zur psychischen Hygiene. *Hermann Simon*, Gütersloh.

Die Familienpflege Kranksinniger. *Ernst Bufe*, Uchtspringe.

Die offene Geisteskrankenfürsorge von der öffentlichen Anstalt aus. *Valentin Faltlhauser*, Erlangen.

Die offene Fürsorge vom kommunalen Fürsorgeamt aus. *Friedrich Wendenburg*, Gelsenkirchen.

(Der Bericht wurde, da der Verfasser am Erscheinen verhindert war, verlesen.)

Über Hilfsvereine für Geisteskranke. *Heinrich Dannemann*, Heppenheim.

Über Volksnervenheilstätten. *Max Laehr*, Malente-Gremsmühlen.

Geschlossene und offene Fürsorge für Schwachsinnige, Epileptische (einschließlich Hilfsschulwesen). *Ewald Meltzer*, Großhennersdorf.

Fürsorge für jugendliche Psychopathen (einschließlich der Fürsorgeerziehung). *Adalbert Gregor*, Flehingen i. B.

Die Fürsorge für sittlich Gefährdete. *Werner Villinger*, Hamburg.

Über Trinkerfürsorge. *Anton Delbrück*, Bremen (statt des verhinderten *Conser*, Berlin-Dahlem).

Hieran schloß sich ein Vortrag über geschlossene Trinkeranstalten von *August Dannenberger*, Goddelau und eine kurze Anregung von *Walter Cimbal*, Altona für die weitere Arbeit des Verbandes.

Schluß der I. Sitzung $13^{15}$ Uhr.

In der Mittagspause wurde ein Frühstück, das der Hamburger Staat entgegenkommenderweise gab, eingenommen und vor der Ehrenpergola der Anstalt eine photographische Aufnahme der Teilnehmer gemacht.

II. Sitzung (Vorsitz: *Kolb, Simon, Sommer*) Beginn $14^{30}$ Uhr.

Zunächst wurden 2 weitere Berichte erstattet:

Die gestaffelte Fürsorge für seelisch Abnorme. *Thode*, Kiel.

Die gesetzlichen Grundlagen der Fürsorge für Geisteskranke und Psychopathen und ihr Gehalt in psychohygienischer und planwirtschaftlicher Hinsicht. *Hans Roemer*, Karlsruhe.

Sodann wurden lehrreiche statistische Diagramma, die Direktor Dr. *Vogel* vom Deutschen Hygienemuseum Dresden dankenswerterweise hatte herstellen lassen, von den Berichterstattern demonstriert.

In der Erörterung über die 1. Gruppe von Berichten wurde zu *Dannenbergers* Vortrag von *Delbrück*-Bremen, *Boltz*-Farmsen, *Beyer*-Roderbirken und *Steigertahl*-Farmsen gesprochen.

Hierauf wurde eine von *Dannemann* vorgeschlagene Entschließung über die Notwendigkeit des Ausbaues der Hilfsvereine für Geisteskranke einstimmig angenommen.

Die Berichte der zweiten Gruppe befaßten sich mit der psychischen Hygiene und Prophylaxe im eigentlichen Sinne.

Die Berichte wurden in folgender Reihenfolge erstattet:

Die Beziehungen der Psychotechnik und der psychologischen Berufsberatung zur psychischen Hygiene. *William Stern*, Hamburg.

Die psychische Hygiene der Arbeit und Erholung. *Robert Sommer*, Gießen.

Die psychische Hygiene und die Leibesübungen, *Robert Sommer*, Gießen.

Psychiatrische Erblichkeitsforschung und psychische Hygiene (statt des verhinderten *Rüdin*, Basel). *Robert Sommer*, Gießen.

(Der Bericht über die psychische Hygiene der abhängigen Arbeit mußte wegfallen, da *Eliasberg*, München am Erscheinen verhindert war).

Psychohygiene der Großstadt. *Wilhelm Weygandt*, Hamburg.

Die Bedeutung der Genußgifte und die Bekämpfung der Genußgiftsuchten für die psychische Hygiene. *Otto Juliusburger*, Berlin.

Die Bedeutung der sexuellen Aufklärung und der Verhütungder Geschlechtskrankheiten für die psychische Hygiene. *Felix Pinkus*, Berlin.

Die psychische Hygiene des Sexuallebens. *Otto Kauders*, Wien.

Die Prophylaxe asozialer und antisozialer seelischer Entwicklungen. *Kurt Weinmann*, München.

Hierauf folgte die dritte Gruppe von Berichten:

Die psychische Hygiene und die gesundheitliche Volksbelehrung. *Martin Vogel*, Dresden.

Die Aus- und Fortbildung der mit der psychischen Hygiene beruflich befaßten Personenkreise. *Franz Sioli*, Düsseldorf.

Die Erörterung erfolgte für die Berichte der zweiten und dritten Gruppe gemeinsam: Professor der Hygiene Dr. *Hermann Griesbach*, Gießen.

Im Hinblick auf die fortgeschrittene Zeit mußten mehrfache Wortmeldungen zur Erörterung zurückgezogen werden. Trotz der außergewöhnlichen Anforderungen, welche die Tagung an die Teilnehmer stellte, erlahmte das Interesse nicht und hielt eine erhebliche Anzahl aufmerksamer Zuhörer, unter denen sich auch Beamte der allgemeinen Gesundheitsfürsorge befanden, bis zum Schluß aus.

Der Vorsitzende, Herr Geheimrat *Sommer* gab im Schlußwort einen kurzen Rückblick auf die lange Reihe von Übersichtsberichten, zu denen sich die zahlreichen bisher meist getrennt nebeneinander arbeitenden Vertreter von Wissenschaft wie Praxis unter dem Gesichtspunkt der psychischen Hygiene harmonisch zusammengefunden hatten.

Schluß der II. Sitzung 19 Uhr.

---

Die Teilnehmer der Tagung fanden sich abends in großer Zahl bei der geselligen Veranstaltung in der Stadthalle ein und durften neben vorzüglichen leiblichen, erstklassige künstlerische Darbietungen der Mitglieder der staatlichen Oper genießen.

Professor *Weygandt* würdigte die Bedeutung der Tagung im Zusammenhang mit der Naturforscher- und Ärzteversammlung und fand warme Worte für die humanitären Ziele der psychischen Hygiene.

Geheimrat Professor *Sommer* konnte die inzwischen durch Kabeltelegramm eingetroffene Antwort von *Clifford W. Beers* mitteilen. Er schilderte dann die Entstehung des Verbandes und betonte die weittragende Bedeutung der Arbeitsgemeinschaft mit den anderen nationalen Organisationen für die geistige Hygiene, deren Dank und Bereitwilligkeit zur Mitwirkung H. Unterstaatssekretär *Olàh*-Budapest zum Ausdruck brachte.

---

Am 21 September vormittags fand in Friedrichsberg eine inoffizielle informatorische Besprechung des Vorstandes mit den Vertretern der auswärtigen nationalen Organisationen statt, bei der man sich über die weiter einzuschlagenden Schritte, insbesondere über den Austausch der nationalen Literaturverzeichnisse, verständigte.

---

# Über die Aufgaben des deutschen Verbandes für psychische Hygiene und die erste deutsche Tagung.

Von Dir. Prof. Dr. phil. et med. **Wilhelm Weygandt**, Hamburg-Friedrichsberg.

Die heutige, stark besuchte erste Tagung des deutschen Verbandes für psychische Hygiene bedeutet etwas Neues und zweifellos einen Fortschritt in der Organisation der Fürsorge für Bekämpfung und Vorbeugung psychischer Mängel jeglicher Art. Wohl noch niemals ist eine solche stattliche Versammlung zusammengetreten, die die verschiedensten ärztlichen und auch nichtärztlichen Gruppen aller sich der Fürsorge für psychisch nicht Vollwertige Widmenden umfaßt.

Die Fürsorge für Geisteskranke hat sich historisch entwickelt aus der Notwendigkeit, die asozial und antisozial gewordenen Irren sicherzustellen. Die Internierung war wenig unterschieden von der Einkerkerung Krimineller und zweifellos fielen früher auch zahlreiche kriminelle Geisteskranke der Justiz, auch den Hexenprozessen, zum Opfer.

Gesetze regeln die Unterbringung und legen die Verpflichtung, entsprechende ärztlich geleitete Anstalten zu schaffen, den verschiedenen Instanzen auf, in Preußen den Provinzialverwaltungen, in Bayern den Kreisen, während in den übrigen Ländern Deutschlands der betreffende Staat und gelegentlich auch einzelne große Gemeinden die Fürsorge übernehmen. Die verbreitete Bezeichnung als Heilanstalt besagt bereits, daß nicht nur der Gesichtspunkt der Sicherung die Fürsorge bestimmt, sondern versucht werden soll, die Anstalt möglichst vielen behandlungsbedürftigen Psychisch-Kranken mit dem Heilziel zu öffnen.

Daneben widmen sich aber zahlreiche andere Instanzen der Fürsorge für psychisch Abnorme. Die jugendlichen Schwachsinnigen sind großenteils in der Obhut privater, vielfach geistlich geleiteter Anstalten; aber auch zahlreiche Geisteskranke sind heutzutage in Deutschland noch derart untergebracht. Für die psychopathischen Jugendlichen sorgen andere Körperschaften. Für Alkoholiker wird von verschiedener Seite, doch noch keineswegs intensiv genug gesorgt. An die Psychopathenfürsorge grenzt die Fürsorge für Kriminelle. Die Schulverwaltungen haben für leicht minderwertige Kinder Sonderklassen und Sonderschulen errichtet. Mehrfach befassen sich Polikliniken mit psychisch leichten Defekten. Eine große Menge kommt nur gelegentlich in medizinische Fühlung, obwohl gerade der private ärztliche Praktiker mit den psychisch Defekten am allerwenigsten anfangen kann. Was heutzutage aber gerade die Sprechstunden der Nervenärzte füllt, sind zum großen Teil Fälle leichterer Abweichung von der psychischen Norm.

Seit Jahrzehnten arbeiteten diese verschiedenen Gruppen von Helfern nebeneinander, meist ohne gegenseitige Fühlungnahme, vielleicht auch gelegentlich gegeneinander.

Der Gesichtspunkt der eigentlichen psycho-hygienischen Vorbeugung blieb demgegenüber zurück. Allerdings haben manche Psychiater und Hygieniker in ihren Lehrbüchern der Prophylaxe ein Kapitel gewidmet, auch Einzeldarstellungen sind erschienen [1]). Die Erblichkeitsforschung hat sich in die Fragen der Vererbung seelischer Krankheiten vertieft und die Alkoholbekämpfung bemühte sich seit geraumer Zeit um die Verhütung der verbreiteten Folgen des Volksgiftes. Kraepelin hat sich in seinen Experimenten zur Psychologie geistiger Arbeit und in seinen für größere Kreise bestimmten Broschüren »Geistige Arbeit« [2]), »Zur Hygiene der Arbeit« [3]) und »Zur Überbürdungsfrage« [4]) intensiv psychohygienisch betätigt. Aber alle diese Bestrebungen liefen nebeneinander her, wodurch ihre Wirkung keineswegs voll zur Geltung kommen konnte.

Einen mächtigen Antrieb gab das Werk von *Clifford Beers* »a mind that found itself« [5]), in das eigene Erlebnisse beim Aufenthalt einer amerikanischen Irrenanstalt hineinverarbeitet sind. Gemeinsam mit Professor *Adolf Meyer* in Baltimore hat er die Bewegung der mental hygiene ins Leben gerufen, die jetzt eine internationale Organisation darstellt, als deren Glied in Deutschland unter der weitblickenden Führung von *Robert Sommer* der »Deutsche Verband für psychische Hygiene« erstand. Die Aufgaben sind in den einzelnen Ländern keineswegs identisch, beispielsweise ist die Forderung der hygienischen Verhältnisse in den Irrenanstalten selbst nach baulichen Einrichtungen und Betriebsordnung in zahlreichen Ländern, wohl auch in manchen Anstalten Amerikas, vor allem

---

1) Weygandt, Verhütung der Geisteskrankheiten, Würzburg 1904.
2) Jena 1894, 2. Auflage 1897.
3) Jena 1896.
4) Jena 1897.
5) Gordon City, New York, Doubleday Puge & Company 1924.

aber in romanischen Staaten und natürlich in Osteuropa außerordentlich viel dringlicher als in Deutschland mit seiner hoch entwickelten Irrenanstaltsorganisation, die zum großen Teil an erster Stelle steht, wenn natürlich auch da noch manche Wünsche von Sachkennern der Erfüllung harren.

Auf der anderen Seite hat gerade Amerika mit seinen gesetzlichen Eheverboten für Minderwertige und seiner Möglichkeit, die Fortpflanzungsfähigkeit psychisch Defekter auszumerzen, einen gewaltigen Vorsprung, doch auch seine großzügige Alkoholbekämpfung ist, trotz der Menge von Übertretungen, doch eine bedeutsame Tat für die psychische Hygiene.

Das Wichtigste ist aber, daß die verschiedenen Strebungen der Fürsorge für psychische Mängel Fühlung nehmen und sich die Arbeit gegenseitig erleichtern, daß fernerhin die Behörden auf die Mannigfaltigkeit des gesamten Aufgabenbereiches aufmerksam werden und daß die Bevölkerung, die diesen Dingen vielfach ahnungslos oder vorurteilsvoll gegenübersteht, gründlich aufgeklärt werde.

Die Wenigsten sind sich klar darüber, welche ungeheuren Werte des Volksgutes auf dem Spiel stehen. Neben den in Irren- und Idiotenanstalten Deutschlands internierten, meist asozialen geistig Abnormen, deren Zahl auf über 200000 zu schätzen ist, beträgt die Armee derjenigen, die in leichterer Form von der psychischen Vollwertigkeit abweichen, dauernd oder vorübergehend, aber doch in einer ihre Stellung im Leben erschwerenden, vielfach auch ihre Familie und Umgebung schädigenden Weise, über das 10-fache, also einen ganz erklecklichen Prozentsatz der gesamten Bevölkerungszahl. Alle diese auf den rechten Weg zu lenken und das Heranwachsen immer neuer Scharen psychische Mängel Tragender zu verhüten, das gehört zu den Aufgaben des Verbandes, die freilich nur mit Hilfe der behördlichen Stellen und einer einsichtsvollen Bevölkerung zu erfüllen sind.

Die Irrenanstalten sind nicht mehr die einzige oder wesentlichste Einrichtung zur Bekämpfung psychischer Mängel, vor allem aber ist auch ihre frühere schroffe Abschließung von der Außenwelt durch tatsächliche und durch bürokratische Mauern nicht mehr zeitgemäß. In Wirklichkeit ist in das alte System bereits vielfach Bresche geschlagen. In Hamburg-Friedrichsberg beispielsweise ist, von der Universitätsklinik abgesehen, eine Reihe von offenen Nervenstationen, eine Poliklinik für psychisch-nervöse Kranke und ein offenes Haus für jugendliche Psychopathen im Betrieb.

Bedeutsame Aufgaben stellt die offene Fürsorge und die Familienpflege. Hierdurch würde nicht nur vielfach im einzelnen

Falle die Heilung und die Sozialwerdung des Kranken herbeigeführt werden, sondern es werden sich auch durch Verzicht auf Anstaltsplätze beträchtliche Ersparnisse hinsichtlich der heutzutage ungeheuer kostspieligen Anstaltsneubauten erzielen lassen.

Der deutsche Verband für psychische Hygiene will aber eine Art Mantelorganisation darstellen, in der die verschiedenartigsten Bestrebungen, die in der Richtung einer Fürsorge für psychische Mängel arbeiten, zusammenkommen, ihre Erfahrungen austauschen und ihre Wirksamkeit gegenseitig fördern sollen. Es liegt ihm nichts ferner, als gegenüber dem altangsehenen deutschen Verein für Psychiatrie eine Sonderrichtung einzuschlagen, vielmehr will er in engster Fühlung mit diesem arbeiten, der die wissenschaftliche Erforschung der psychischen Störungen zur Aufgabe hat. Ausdrücklich ist dies in den Satzungen des Verbandes festgelegt, der deshalb auch in den Vorstand jeweils einen Vertreter des deutschen Vereins für Psychiatrie aufnimmt. Erfreulicherweise haben eine ganze Reihe deutscher Behörden, insbesondere auch das Auswärtige Amt und das Reichsinnenministerium, das Reichsgesundheitsamt und einzelstaatliche Ministerien, sowie zahlreiche verwandte große Verbände, die Bedeutung erkannt und Vertreter entsandt, die großenteils zur heutigen Tagung erschienen sind.

Der deutsche Verband ist bereits in Fühlung mit den gleichgerichteten europäischen Organisationen getreten, seine Vorstandsmitglieder haben insbesondere die Pariser Einrichtungen besichtigt und in dem europäischen Viererausschuß wird Deutschland durch *Sommer* vertreten. Aus verschiedenen europäischen Staaten sind heute Vertreter erschienen, wie Staatssekretär *Olàh* aus Ungarn, Professor *Boumann* aus Amsterdam, Dr. *Schiff* aus Frankreich, Professor *Wimmer* aus Kopenhagen, Dr. *Kauders* aus Österreich.

Diese Tagung hat programmatische Bedeutung, da auf ihr nicht Vorträge nach dem Zufall der Anmeldung gehalten, sondern Referate erstattet werden sollen, die nach bestimmtem, das Gesamtarbeitsgebiet umfassendem Programm angeordnet sind und von jeweils hervorragenden Sachkennern geboten werden.

Es werden zunächst die Fürsorgeformen, die in der Irrenanstalt oder in engerer Beziehung zu ihr vor sich gehen, zur Erörterung gebracht. Darauf die Volksnervenheilstätten, die Fürsorge für Schwachsinnige und Epileptiker, sowie Hilfsschüler, die für jugendliche Psychopathen und für sittlich Gefährdete, für Trinker und für Kriminelle dargelegt. Sodann die Bedeutung der Psychotechnik und psychologischen Berufsberatung; die Psychohygiene der Arbeit und Erholung, der Leibesübungen, der Großstadt, der Genußgifte, der Sexualsphäre behandelt; weiterhin werden die außerordentlich wichtigen Fragen der psychiatrischen Erblichkeitsforschung und Inzucht besprochen. Den Abschluß bilden die Fragen der Aufklärung, wobei auch über die für 1930 geplante hygienische Ausstellung in Dresden berichtet wird.

Es ist zweifellos alles geschehen, um die Bedeutung des deutschen Verbandes für psychische Hygiene zu beleuchten und jeden einzigen sei er Arzt, Sozialtheoretiker oder -praktiker, Pädagoge, Jurist usw., zur Mitarbeit zu veranlassen.

# Die geschlossene Anstaltsfürsorge für Geisteskranke.

Von Obermedizinalrat **Dr. Gustav Kolb**, Direktor der Heil- und Pflegeanstalt Erlangen.

Fast 120 Jahre sind verflossen, seit 1811 in dem alten Schlosse Sonnenstein die erste deutsche Irrenanstalt eingerichtet wurde; fast 100 Jahre seit dem ersten Neubau einer deutschen Anstalt in Sachsenberg im Jahre 1830. In diesen 100 Jahren haben sich die Begriffe »Deutschland, Fürsorge, Geisteskrank« grundlegend verändert: Deutschland ist aus einem schwach bevölkerten, verkehrsarmen Agrarstaat mit etwa 27 Millionen Einwohnern, von denen nicht ganz 2% in den beiden damals einzigen Großstädten Berlin und Hamburg wohnten, ein dicht bevölkerter, überwiegender Industriestaat mit einem mächtigen Verkehr und mit fast 63 Millionen Einwohnern geworden, von denen über $^1/_4$ (rd. 27%) in Großstädten und kaum mehr als $^1/_3$ (rd. 35%) in Landgemeinden leben.

Diese Änderungen, Krieg und Kriegsfolgen, hier die rasch fortschreitende soziale Gesetzgebung, dort die Fortschritte der Wissenschaft haben den Begriffen Fürsorge und Geisteskrankheit einen nie geahnten Umfang verliehen.

Im wesentlichen auf diesen Änderungen der Verhältnisse beruht die gewaltige, durch den Weltkrieg vorübergehend unterbrochene Zunahme der öffentlichen und privaten Anstalten, der Anstaltsbetten, der Zahl der verpflegten Kranken und der Verpflegstage.

Ursache des zunehmenden Bedarfs ist die zunehmende Aufnahme und Verpflegung auch leichterer Kranker in unseren Anstalten. Dieser Zusammenhang spiegelt sich wieder in der Entwicklung der Heil- und Pflegeanstalten: ursprünglich nur für die schwersten Fälle bestimmt, mußten sie Isolierzimmer, Zellen, Mauern, weitgehende Sicherungen der Fenster, Türen und Möbel enthalten und Schutzmaßnahmen gegen unberechtigte Zuführung und gegen vorzeitige Entlassungen vorsehen. Mit der Zunahme der ruhigeren Kranken konnte auf die auffallenden Einrichtungen des Irrenhauses zunehmend verzichtet, zunehmend die Anstalt einem Krankenhause ähnlich gestaltet werden.

*Griesinger* und *Gudden* sind die beiden Namen, die untrennbar verknüpft sind mit den ersten dauernden Fortschritten unserer Anstalten in dieser Richtung.

*Koeppe* und *Paetz* schufen die lange Zeit weit über Deutschland hinaus vorbildliche Anstalt Alt-Scherbitz mit ausgedehntem, besonders landwirtschaftlichen Arbeitsbetrieb und mit freundlichen Landhäusern.

*Neisser* ermöglichte durch die Bettbehandlung,

*Kraepelin* durch das Dauerbad die Beschränkung der unheilvollen langen Isolierungen;

*Alt* trat begeistert für die Familienpflege ein.

*Cramer* brachte die Nervenheilstätte Rasemühle in örtlichen und organisatorischen Zusammenhang mit seiner Anstalt Göttingen.

Vielfach wurden Poliklinische Einrichtungen und Kinderabteilungen mit Schule den Anstalten angegliedert.

*Bleuler*-Zürich brachte die Trinkerheilstätte Ellikon in organisatorische Beziehungen zu seiner Anstalt und wies auf die Frühentlassungen Schizophrener hin.

In neuester Zeit machte *Simon* durch seine aktive Therapie Gütersloh mit unvergleichlicher persönlicher Hingabe zum Vorbild eines fast normal gestalteten Aufenthalts; er betonte mit Recht die Erhaltung der Arbeitskraft und eines gewissen Verantwortlichkeitsgefühles der Kranken.

*Mönckemöller*-Hildesheim führte die pflegerlosen Abteilungen ein für diejenigen beruhigten Kranken, bei denen Familienpflege und offene Fürsorge nicht möglich war.

*Bratz* prägte die Bezeichnung »Stufensystem« und schuf in den Wittenauer Heilstätten Einrichtungen und Vorschläge zur praktischen Ausschöpfung dieses Gedankens besonders durch Außenabteilungen für Grenzfälle.

Erlangen entwickelte die offene Fürsorge, welche die Geisteskranken und die Grenzfälle außerhalb der Anstalt betreut unter besonderer Berücksichtigung der aus der Anstalt entlassenen Kranken mit der Absicht, die geschlossene und die offene Fürsorge als zusammengehörige und sich gegenseitig ergänzende Teile der Geisteskrankenfürsorge zu einem nach einheitlichem Plane arbeitenden Ganzen zusammenzufassen.

So verschieden diese Maßnahmen scheinen, so haben sie doch Ausgangspunkt und Ziel gemeinsam. Ausgangspunkt ist die Tatsache, daß unseren Anstalten in zunehmendem Maße auch Grenzfälle zugeführt werden. Ziel ist das Streben, jedem Kranken in der Anstalt ständig das höchste Maß von Annäherung an seine gewohnten Lebensverhältnisse zu ermöglichen, das jeweils ohne unzulässige Gefährdung des Kranken und der Umwelt erreicht werden kann. Dazu ist Abstufung notwendig: von geschlossenen Abteilungen — zu offenen Abteilungen — zu pflegerlosen Abteilungen — zu freien Außenabteilungen — zu Familienpflege — zu Siedelung unter Aufsicht — zu Unterbringung in der eigenen Familie — zu Entlassung in Fürsorge mit vielfach abgestufter Beihilfe, Unterbringung und Beschäftigung — zu vollständiger Freiheit.

Diese vielfache Abstufung läßt sich um so vollkommener erreichen und praktisch ausnützen, je enger die Fühlungnahme mit den Angehörigen und mit der früheren und künftigen Umgebung der einzelnen Anstaltsinsassen ist. Nur durch diese vielfache Abstufung können wir die kostspieligen und die Kranken einengenden Verpflegsformen auf den jeweils unbedingt notwendigen Umfang beschränken.

Die Entwicklung unserer Anstalten scheint mir nach der Richtung zu gehen, daß wir Aufnahmen und besonders Entlassungen erleichtern und den Charakter der Anstalt als Durchgangsstation besonders zur Familienpflege und zur offenen Fürsorge mehr in den Vordergrund rücken müssen.

Neben den Heil- und Pflegeanstalten haben sich besonders die Durchgangsstationen der Großstädte entwickelt, die vielfach auch dem klinischen Unterricht dienen. Ihr Zweck ist rascheste Versorgung der akut geistig Erkrankten, die in der Großstadt besonders stören. Aufnahmen und Entlassungen sind möglichst erleichtert. Bau und Einrichtung sind auf die vorübergehende Verpflegung von Kranken zugeschnitten, da eine länger dauernde Verpflegung Abstufungsmöglichkeiten der Unterbringung erfordert, die sich in der Regel nicht vereinigen lassen mit der Lage mitten in der Großstadt, die im Interesse der raschen Zuführung gefordert werden muß.

Auch die Privatanstalten für die finanziell leistungsfähigen Kreise haben ihre Lebensfähigkeit erwiesen, so weit sie sich auf die wirklich finanziell leistungsfähigen Kreise beschränken und ihren Insassen tatsächlich dauernd eine größere individuelle Berücksichtigung bieten.

Die meist im Dienste von charitativen Verbänden stehenden Pflegeanstalten können dank der Opferwilligkeit und Hingebung ihrer pflegenden Mitglieder auf bestimmten Gebieten besonders angesichts der beengten Finanzkraft unseres Vaterlandes wertvolle Dienste leisten, wenn sie sich bei Aufnahme und Behandlung mindestens auf fachärztliche Beratung tunlichst der örtlichen Heil- und Pflegeanstalt stützen.

Der Wert der psychiatrischen Abteilungen an Untersuchungs- und Strafvollstreckungsgefängnissen liegt besonders darin, daß sie Rechtsprechung und Strafvollzug in dauernder Fühlung halten mit den Problemen, die sich im Strafvollzug der geistig nicht normalen Menschen ergeben, daß sie die wünschenswerte Durchdringung des Strafvollzugs mit psychiatrischen Gesichtspunkten erleichtern und unsere Anstalten von gesellschaftsfeindlichen Elementen entlasten.

Neben diesen bewährten Anstaltsformen haben sich für die Grenzgebiete der Psychiatrie neue Formen von Anstalten und Einrichtungen und neue Pläne entwickelt, über die Ihnen von berufenen Vertretern der Einzelgebiete berichtet werden wird. Mir gestatten Sie nur wenige Worte über die Verknüpfung mit unseren Anstalten.

Die Häufigkeit akuter krankhafter Zustände bei Psychopathen, Hysterikern, Epileptikern, Alkoholisten, gewissen Nervenkranken ist bekannt. Diese Zustände bedürfen regelmäßig mindestens vorübergehend der Behandlung in einer Anstalt für Geisteskranke. Die Neigung zu Rückfällen läßt die Unterstellung unter die offene Fürsorge der Anstalt mindestens zeitweise angezeigt erscheinen. Unsere Anstalten werden also immer für die Grenzfälle wichtige Glieder in dem Stufensystem sein, das zur Versorgung für die Grenzfälle vielfach ebenso notwendig ist wie bei den Geisteskranken. Ob und inwieweit darüber hinaus die Anstalten sich an der geschlossenen Verpflegung der Grenzfälle beteiligen sollen, scheint mir von örtlichen, persönlichen und finanziellen Verhältnissen abzuhängen. Zwei Wege sind denkbar. Der eine Weg wäre: In Weiterentwicklung der Pläne, die *Bratz* in Wittenau wertvoll verwirklicht hat, die praktischen Aufgaben der Grenzgebiete grundsätzlich den Anstalten für Geisteskranke zuzuweisen, die diese Aufgaben in Außenabteilungen rings um die engere Anstalt lösen sollten.

Der andere Weg ist: den in den Grenzgebieten tätigen, verdienten Kräften freies Spiel zu lassen, ihre Tätgikeit auf jede Weise zu fördern und sie für gemeinsame Arbeit nach einheitlichen Gesichtspunkten zu gewinnen; diese Zusammenarbeit wird um so leichter und um so fruchtbringender sein, je enger die persönliche Fühlungnahme und je leichter sie räumlich und organisatorisch möglich ist.

Grundsätzlich möchte ich den zweiten Weg empfehlen aus folgenden Gründen: an die öffentliche Irrenfürsorge treten zunehmend Ansprüche heran, deren Zunahme sich in bedenklicher Weise äußert in der Zunahme der Zugangsziffern. Wir können bei den großen finanziellen Lasten unseres Volkes diesen Ansprüchen mit öffentlichen Mitteln allein nicht genügen; wir müssen trachten, freiwillige Kräfte heranziehen, die aus religiösen und ethischen Gründen zur Mitarbeit bereit sind.

Dazu kommt: die engere praktische Psychiatrie ist auf die verschiedensten Behörden, auf die Provinzen und Kreise, auf die Städte, auf private und charitative Verbände und Persönlichkeiten zersplittert; wir müssen die Gefahren dieser Zersplitterung wie in der engeren praktischen Psychiatrie so in ihren Grenzgebieten auszugleichen versuchen durch eine gewisse einheitliche Zusammenfassung.

Ich denke dabei nicht an die Zusammenfassung durch eine übergeordnete Behörde, sondern an eine freiwillige Arbeitsgemeinschaft, die den natürlichen Mittelpunkt der wissenschaftlichen Psychiatrie: die Klinik und den natürlichen örtlichen Mittelpunkt für die praktische Psychiatrie: die örtliche Heil- und Pflegeanstalt unter sich und mit den öffentlichen, mit den charitativen, mit den privaten Bestrebungen im Bereiche der Psychiatrie und ihrer Grenzgebiete verbindet. Nicht etwa so, daß wir nun die anderen Persönlichkeiten, Verbände, Anstalten verdrängen und ihre Arbeitsgebiete an uns reißen wollten, sondern so, daß wir versuchen sollen, sie zu überzeugen von den Vorteilen der freiwilligen planmäßigen Zusammenarbeit.

Nur ganz allgemein möchte ich mir erlauben, bei Plänen für die Zukunft vor zwei Dingen zu warnen:

1. Vor dem Versuch, größere Mengen von Grenzfällen, die zu einem erheblichen Teil gesellschaftsfeindlich sind, in einer Sonderanstalt anzuhäufen.

2. Für die gesellschaftsfeindlichen Elemente der Grenzfälle sollte ferner die kostspielige Anstaltsbehandlung nur dann und nur soweit in Frage kommen als die Hinübergabe in den Strafvollzug nicht möglich, die Anstaltsbehandlung fachärztlich angezeigt und mindestens nicht aussichtslos ist. Es gab eine Zeit, in der es Pflicht war, auf die Notwendigkeit einer größeren Berücksichtigung der Unzurechnungsfähigkeit hinzuweisen; heute scheint es mir Pflicht, gerade bei den Grenzfällen die in der Regel vorhandene Verantwortlichkeit zu betonen.

Meine Freunde werden sich gewundert haben, daß ich, der ich seit fast einem Menschenalter unsere Anstaltspsychiatrie auf dem Wege der offenen Fürsorge hinauszuführen strebe aus der Anstalt, gerade über geschlossene Fürsorge für Geisteskranke spreche. Es schien mir aber notwendig, immer wieder zu zeigen, wie sehr die offene Fürsorge der Anstalt das natürliche und notwendige Endglied einer fortschreitenden Entwicklung bildet, das Endglied, mit dessen Hilfe wir alle in der geschlossenen und offenen Fürsorge für Geisteskranke und Grenzfälle tätigen Kräfte zu planvoller Zusammenarbeit vereinigen sollten.

An diesem, der psychischen Hygiene gewidmeten Tage möchte

ich besonders darauf hinweisen, daß die offene Fürsorge das einzig wirksame Mittel darstellt, das uns ermöglichen wird, die Erkenntnisse, die wir von der psychischen Hygiene erhoffen, heranzutragen an die der psychischen Hygiene am meisten bedürftigen Menschen: an die außerhalb der Anstalten lebenden Geisteskranken und Grenzfälle, an ihre Angehörigen und Versorger. In diesem Sinne und Geist möchte ich Ihrer Aller fördernde Unterstützung erbitten.

# Krankenbehandlung in der Heilanstalt, insbesondere Beschäftigung, in ihren Beziehungen zur psychischen Hygiene [1]).

Von Sanitätsrat Direktor Dr. **Hermann Simon**, Gütersloh.

Hygiene und Therapie müssen ausgehen von den biologischen Beziehungen, in denen das einzelne Lebewesen zu seiner Umwelt steht; diese Beziehungen sind so zu gestalten, daß für Einzelwesen und Gesamtheit das günstigste Ergebnis erzielt wird. In der Heilanstalt wird die psychische Hygiene Schädliches von den Kranken abhalten, andererseits aber durch die gesamte Umweltgestaltung den Kranken immer möglichst nach der günstigsten Richtung in seiner Entwicklung hinlenken und nötigenfalls hindrängen müssen. Jedes Lebewesen — und auch jeder Mensch — ist so, wie es ist, in jedem Augenblick seines Daseins das Produkt seiner Veranlagung und der Summe aller Umwelteinflüsse, die bisher auf es wirksam geworden sind. Das gilt, bei Menschen, für die körperliche und die geistige Beschaffenheit. Auch das, was uns bei einem Menschen als »Geisteskrankheit« entgegentritt, ist nur ein Ausschnitt aus seiner Gesamtpersönlichkeit, die in diesem Falle allerdings krankhaft verändert ist. Auch dem Nichtarzt ist es heute ganz geläufig, daß geistige Erkrankung auf Veränderungen im Gehirn beruht, deren unmittelbare Folge eine Schädigung derjenigen geistigen Fähigkeiten ist, welche dem Kulturmenschen die Einfügung in die soziale Gemeinschaft der Familie, des Staates, des Erwerbslebens usw. ermöglichen: Die Klarheit der Auffassung und des Denkens leidet, die Regsamkeit wird vermindert, die Kranken werden reizbar, aufgeregt, verwirrt, Sinnestäuschungen und Wahnvorstellungen treten auf; die sichere Selbstführung geht verloren. Besonders schädliche Einwirkungen der Umwelt machen sich beim geistig Geschwächten und Geschädigten viel verhängnisvoller geltend, als beim Gesunden, der ihnen gegenüber mehr gewappnet ist; es kommt zu Konflikten, die ihn wieder aufregen und die Krankheit verschlimmern, bis ein Verblei-

[1]) In verkürzter Form wiedergegeben.

ben in der häuslichen Gemeinschaft unmöglich geworden ist. Das Mißverhältnis zwischen den Anforderungen der Umwelt und der verminderten Gesamtleistungsfähigkeit des Kranken führt diesen schließlich in die Anstalt.

Hier treffen nun zahlreiche geistig Geschädigte verschiedenster Art zusammen und sind genötigt, in familiären Gemeinschaften, Abteilungen von 20, 30, auch 40—50 Personen, zusammen zu leben. Die Umwelt, die einen so starken Einfluß auf die Gestaltung des psychischen Verhaltens hat, wird zum größten Teil wie der von geistig Gestörten gebildet. Überläßt man hier die Entwicklung der Verhältnisse sich selbst, so stellt sich sehr schnell jenes entsetzliche Milieu des »Narrenhauses« ein, wie es in früheren Jahrzehnten zum mindesten bei »unruhigen« Kranken die Regel bildete. Hier entladen sich alle Affekte, alle abwegigen Triebe und Verirrungen, alle Unerzogenheiten ungehemmt und ohne Rücksicht auf den Mitmenschen. Wirkliche Ruhe war bei Tag und bei Nacht für alle Bewohner solcher Abteilung ausgeschlossen. Aus alten Berichten wissen wir noch, wie in Spitälern und Entbindungsanstalten die Luft mit Ansteckungskeimen geschwängert war und wie dort Hospitalbrand und Wochenbettfieber furchtbare Ernte unter den Pfleglingen hielten als Folge von Wundinfektionen, die sie sich gerade dort zugezogen hatten, wo sie Heilung suchten. Wir wissen aber auch, wie durch die Entdeckungen eines *Semmelweis*, *Lister*, Robert *Koch* diese Verhältnisse gründlich gewandelt wurden. Auch die psychische Atmosphäre der Irrenanstalt ist mit zahlreichen Infektionskeimen geschwängert, welche das wunde Seelenleben der Heilung suchenden Kranken bedrohen: da sind die Bazillen der Ruhelosigkeit und Aufgeregtheit, der ständigen Unzufriedenheit und Aufhetzung, des dauernden Streites und Zankes, der üblen Umgangsformen, Gewohnheiten und Manieren, der hunderterlei Abwegigkeiten und Narrheiten. Alle diese Bazillen wirken ansteckend, reizend, aufregend, bewirken Entsetzen oder Nachahmung. Alle sonstige Therapie muß machtlos bleiben, solange es nicht gelingt, zunächst einmal für jede geordnete Gemeinschaft selbstverständlichen Voraussetzungen: Ruhe, anständigen Verkehrston, Sauberkeit in Manieren und Gewohnheiten und Reden zu schaffen, häufige Affektausbrüche, Schimpfen, Hetzen, Streit und Gewalttätigkeit zu bannen. Auf den ruhigeren Stationen unserer Anstalten hat man das im großen und ganzen längst erreicht; aber bis in die neuere Zeit hinein finden wir doch noch da und dort »Unruhigenabteilungen«, wo die oben geschilderte ungünstige Atmosphäre — in mannigfacher Abstufung — noch zu finden ist. Aber auch hier haben die letzten Jahre schon viel gebessert.

Diese Besserung kann selbstverständlich nur erreicht werden, indem man das Verhalten des einzelnen Kranken bessert. Dazu dienen uns die gleichen Hilfsmittel der Erziehung, welche eine kluge Mutter bei ihren Kindern anwendet, um aus ihnen brauchbare Mitglieder der menschlichen Gesellschaft zu machen. Vernünftige Eltern wissen, wie man kleinsten Säuglingen das anhaltende nächtliche Schreien abgewöhnt: einfach dadurch, daß man den Kleinen nicht den Gefallen tut, sie auf den Arm zu nehmen und zu hätscheln, ihnen die Brust oder die Flasche außerhalb der richtigen Zeit zu geben, sondern sie, wenns zu arg wird, ein Zimmer weiter schiebt. Macht das Kind einige Nächte hindurch regelmäßig die Erfahrung, daß das Schreien nicht zu einem angenehmen Ziele führt, dann bleibt es ruhig und gewöhnt sich, die ganzen Nächte durchzuschlafen. Es ist dies eine ganz logische Reaktion des Kindes auf gemachte Erfahrung, ein einfaches Stück biologischer Anpassung, die — und das ist sehr wichtig! — von Bewußtsein, Erkenntnis und zielgerichtetem Wollen ganz unabhängig sich abspielt. Auch beim Geisteskranken sind klare Erkenntnis und geordnetes Wollen oft bis zum völligen Fehlen gemindert, und doch gelingt es durch die ganze Art, wie wir die Umwelt zum einzelnen Kranken einstellen, fast alle die oben genannten schädlichen und störenden Eigenschaften völlig zu meistern. Auf Einzelheiten einzugehen verbietet die gebotene Kürze. Es handelt sich hier um — allerdings oft recht mühsame und zeitraubende — Erziehungsmaßnahmen, die genau denen entsprechen, die wir auch bei unseren Kindern verschiedensten Alters anwenden: zunächst gute Aufsicht und Achten auf das Verhalten jedes einzelnen Kranken, vorsichtiges Vorbeugen durch Vermeiden und Beseitigen von Anlässen zu unsozialem Verhalten, zielsicheres Eingreifen schon beim Beginn jedes Konfliktes und jeder Störung, im Bedarfsfall schnelle Entfernung des Störenden aus der durch ihn gefährdeten Umgebung und eben so promptes Zurückbringen, sobald das störende Verhalten aufgehört hat, prompte Verlegung der Kranken auf mehr oder weniger überwachte oder freie Abteilungen im unmittelbaren Zusammenhang mit ihrem sozialen Verhalten; dann Gewährung von Vergünstigungen und größeren Freiheiten bei gutem Verhalten, Wegfall solcher Annehmlichkeiten beim Gegenteil. Das Wesentliche ist, daß die Umwelt (in diesem Zusammenhang Arzt und Pfleger) wie ein fein abgestimmtes Relais auf das jeweilige Verhalten des Kranken selbst prompt, logisch, zielsicher und vor allem konsequent reagiert. Dann erreichen wir aber nicht nur mit Sicherheit die Ruhigstellung und den Schutz der Umgebung, sondern fast immer auch eine baldige Besserung im sozialen Verhalten des Störenfrieds selbst. Wie der schreiende Säugling, so läßt auch der Geisteskranke sein störendes Verhalten, wenn er damit nicht mehr durchkommt. Wie alles Lebende, so geht auch der Geisteskranke in seiner psychischen Entwicklung den Weg, den wir ihm offenlassen.

Schädlich ist den Kranken ein zu weichlicher oder gar spielerischer Ton im ganzen Anstaltsmilieu. Sie stellen sich auch darauf ein, erschlaffen dabei und werden für die wirklichen, durchaus nicht weichlichen, Lebensbedingungen unbrauchbar. Richtschnur für alles ärztliche Handeln darf nicht in erster Linie das sein, was den Kranken angenehm ist, was sie selbst sich wünschen oder wollen: ihr Urteil ist meist trübe, der Wille kein zielsicherer. Maßgebend ist für den Arzt das, was dem Kranken nützt, was ihn hebt und weiterbringt. Nicht die stete Berücksichtigung des Krankhaften und der Schwäche muß unsere Richtschnur sein, sondern die Hervorholung und Weiterentwicklung des Gesunden, was noch im Kranken drinsteckt.

Vieles wäre noch zu sagen über die Hygiene der Unterhaltung und der Gespräche mit den Kranken, ihrer Lektüre, ihres Briefwechsels, der Anstaltsfeste, des freien Ausgangs und sonstiger Freiheiten, über die Fernhaltung schädlicher, von außen kommender Einflüsse, über das Verhältnis von Autorität des Arztes und Selbständigkeit des Kranken, über die Frage der Verantwortlichkeit. So viele Worte, so viele Themen, von denen jedes einzelne ein besonderes Referat füllen würde!

Nun zur Arbeitsbehandlung: Von der wichtigsten Arbeit, die jeder Mensch und auch der Geisteskranke zu leisten hat, ist schon im vorstehenden dauernd die Rede: von der Arbeit an sich selbst, von der Mitarbeit an der eigenen Erziehung: sie müssen wir mit allen Hilfsmitteln fördern, wenn unsere Kranken wieder brauchbare Glieder der menschlichen Gesellschaft werden und nicht absinken sollen in ein rein parasitäres Dasein. Was wir so gewöhnlich »Arbeit« nennen, die Betätigung in Haushalt, Landwirtschaft, Garten, Werkstätten usw. ist ja nur ein Teilausschnitt aus diesem Zweig der psychischen Hygiene. Arbeit und Leistung sind für alle Lebewesen die Quelle der Kraft, die Grundlage alles Aufstiegs zu höheren Lebensformen, und der Erhaltung auf der einmal erreichten Höhe der Entwicklung. Körperliche und geistige Kräfte werden nur durch tüchtigen Gebrauch erhalten und gefördert und — bei krankhaften Schädigungen — vor unnötig tiefem Absinken bewahrt. Körperliche Arbeit — natürlich innerhalb der individuellen Leistungsfähigkeit, worüber der Arzt zu wachen hat — hält den Stoffwechsel und die gesamten Körperfunktionen rege. Sie hat aber auch ihre hervorragende psychische Bedeutung: Sie beruhigt, gewöhnt die Kranken wieder an eine gewisse Schulung des Denkens und der Aufmerksamkeit, und auch die Einordnung in eine werktätige Gemeinschaft; sie lenkt endlich von abwegigem, zerfahrenem Denken ab.

Seit Jahrhunderten haben die Irrenärzte den großen Heilwert der geregelten Beschäftigung erkannt; in manchen Jahrzehnten stand sie im Vordergrund des Interesses; dann wurde es wieder stiller damit. Andere Behandlungsweisen drängten sie etwas zurück, nicht immer zum Heile für unsere Kranken. In den letzten Jahren erleben wir wieder einen merkbaren Ruck in der Richtung einer intensiveren Arbeitstherapie und einer im ganzen aktiveren Krankenbehandlung überhaupt, ausgehend von der zunehmenden Betrachtungsweise des Krankseins und der Geisteskrankheiten von allgemein biologischen Gesichtspunkten aus. Die jetzt im Gange befindliche Bewegung hat sich von Deutschland aus zunächst nach Holland ausgedehnt und ist dort durch *Van der Scheer*-Santpoort sehr gefördert worden; auch die nordischen Länder zeigen zunehmendes Interesse, neuerdings auch die romanischen, einschließlich Südamerika. Von Holland aus bahnt sich die Bewegung auch nach Frankreich ihren Weg. Nordamerika ist unabhängig von uns zu ähnlichen Auffassungen und Grundsätzen der Irrenbehandlung gelangt.

Auf eine Rundfrage an zahlreiche deutsche und holländische Anstalten sind bisher von 77 deutschen und 7 holländischen Anstalten Fragebogen zurückgekommen, die zusammen über 76000, also wohl die Mehrzahl der in diesen Ländern in Anstalten untergebrachten, Geisteskranke umfassen. Allen Kollegen, welche sich der nicht geringen Mühe unterzogen haben, unsere Fragen zu beantworten, sei hier gedankt. Eine eingehende Bearbeitung des sehr wertvollen Materials muß für später vorbehalten bleiben. Schon die erste Durchsicht läßt aber keinen Zweifel darüber, daß eine größere »Aktivität« in der Geisteskrankenbehandlung tatsächlich in den meisten Anstalten Platz gegriffen hat, und daß aus diesen Anstalten übereinstimmend der günstige Erfolg gerühmt wird, von manchen Ärzten sogar in recht starken Ausdrücken. Öfter wird bedauert, daß man aus sachlichen und persönlichen Hemmnissen nicht so schnell vorwärts gekommen sei, wie man selbst es gerne möchte. Von irgend einer schädlichen Wirkung spricht niemand. Einzelne Anstalten wehren sich dagegen, daß sie sich bezüglich der Krankenbehandlung in den letzten Jahren irgendwie »umgestellt« hätten; die neuerdings stärker hervorgehobenen Grundsätze der Behandlung seien bei ihnen schon immer in Geltung gewesen. Also auch hier sachliche Übereinstimmung. Und darauf kommt es an!

Wie von allen, die sich mit einer »aktiveren« Therapie der Psychosen ernstlich befaßt haben, immer wieder betont wird, ist die auffallende Veränderung, die mit einem großen Teil des Krankenbestandes — und ganz besonders dem Schwierigeren — vor sich geht: Die Kranken werden ruhig, in ihrem äußeren Verhalten geordneter; frühere Affekterregbarkeit, Zank, Streit, schlechte Manieren, Unsauberkeit treten ganz zurück; dabei hebt sich die Regsamkeit, die Zugänglichkeit, die Frische und Munterkeit der Kranken. Wirkliche Unruhigenabteilungen gibt es in vielen Anstalten nicht mehr; wohl aber noch Abteilungen mit schwierig und sogar sehr schwierig zu behandelnden Kranken. Erreichen wir auch meist nicht völlige Gesundheit — das liegt in der Natur der Grundkrankheit — so doch Wieder-Eingliederung in ein ruhiges, geordnetes und bis zu einem gewissen Grade auch nützliches Gemeinschaftsleben, und damit auch die Voraussetzung für die Rückkehr ins freie Leben. Den Übergang dahin bilden Familienpflege und Außenfürsorge, von denen Sie weiterhin noch hören werden.

Die Aufgaben der psychischen Hygiene in der Heilanstalt möchte ich kurz dahin zusammenfassen: Zurückdrängen des schädlichen, kranken Anteils in der Persönlichkeit des Kranken durch Begünstigung und Entwicklung des gesunden Anteils. Stärkung des Letzteren durch regen Gebrauch und Übung der noch vorhandenen Kräfte. Erziehung auf Leistung, Selbständigkeit und Selbstverantwortung. Bewahrung unserer Kranken vor einem trottelhaften Parasitendasein, das sie ihrer letzten Menschenwürde und Selbstachtung berauben muß.

# Die Familienpflege Kranksinniger.

Von Oberarzt **Dr. E. Bufe**, Landesheilanstalt Uchtspringe (Altmark).

M. D. u. H.! Zum Thema Familienpflege Kranksinniger zunächst eine Definition und einige geschichtliche Angaben: Unter psychiatrischer Familienpflege im engeren Sinne, oder, wenn ich so sagen darf, im klassischen Sinne versteht man die Unterbringung Kranksinniger bei fremden Familien gegen Entgelt unter ständiger ärztlicher Betreuung, also Fremdfamilienpflege. Die Geschichte der Familienpflege in Europa beginnt mit der Geschichte von Gheel in Belgien; seit vielen hundert Jahren ist dort Familienpflege heimisch, eine alte Legende berichtet über die ersten Anfänge; heute sind in Gheel fast 3000 Kranksinnige in fremden Familien untergebracht, eine kleine Zentralanstalt mit 100 Betten, »infirmerie« genannt, dient zur Aufnahme solcher Kranker, die vorübergehend nicht in Familien sein können. Man kann diesen Typ, der außer in Belgien auch in Frankreich und Ungarn vertreten ist, wohl als Konzentrationstyp (ad 1) bezeichnen. Zweitens: ein anderes, ebenfalls sehr altes System herrscht in Schottland, hier sind Tausende von Kranken, über das ganze Land verstreut, in kleinen Gruppen und in zahlreichen Ortschaften bei fremden Familien ohne organischen Zusammenhang mit einer Anstalt untergebracht, wobei die ärztliche Betreuung den Kreis- oder Regierungsärzten obliegt. Man kann diesen Typ, der auch anderwärts, z. B. in Norwegen vertreten ist, wohl als Verteilungs- oder Dispersionstyp bezeichnen. Drittens ist der Deutsche Typ zu nennen: In Deutschland hat die Familienpflege den Charakter einer sekundären Einrichtung, eines Anhängsels der geschlossenen Anstalt; man kann diesen Typ wohl als Adnextyp bezeichnen. Bereits um 1770 hatte der Psychiater Engelken in Rockwinkel bei Bremen im Anschluß an seine dortige Privatanstalt Kranksinnige in der Nähe bei fremden Familien untergebracht. — Weitere Einzelheiten über die Entwickelung und Organisation der Familienpflege in Europa sind sehr interessant und lehrreich, würden hier aber zu weit führen; Mitteilungen über den neueren Stand in den fremdländischen Staaten müssen einer späteren Zeit vorbehalten bleiben.

In Deutschland knüpft sich die grundlegende Entwickelung der heutigen Familienpflege vorwiegend an die Namen Wahrendorff und Alt; sie war vor dem Kriege in ständigem raschen Aufschwunge begriffen. In den Jahren 1901—1914 wurde an nicht weniger als 45 öffentlichen Anstalten Familienpflege neu gegründet. Am 1. 4. 1915 gab es 3815 Familienpfleglinge; am 1. 4. 1924 war die Zahl infolge der Kriegs- und Nachkriegseinflüsse auf 1511 gesunken; von nun ab setzte entschiedener Wiederaufschwung ein: am 1. 10. 1927 weisen von 131 öffentlichen Anstalten mit rund 107000 Kranken 58 Anstalten 2816 Familienpfleglinge auf, das sind also 2,6%. Auf die neuesten durch Rundfrage festgestellten Zahlen nach dem Stande vom 1. d. Mts. komme ich nachher zu sprechen.

Die Familienpflege in Deutschland hat den schweren Chok der Kriegs- und Nachkriegszeit überwunden, sie ist nicht zum Erliegen gekommen, sondern hat ihre innere Lebensfähigkeit überzeugend bewiesen. Welches ist nun der innere wertvolle Gehalt der Familienpflege, welche Vorteile bietet sie für unsere Kranken und für die Allgemeinheit, wie fügt sie sich ein in den großen Rahmen moderner freiheitlichster Irrenfürsorge, in den Rahmen der psychischen Hygiene, und worauf gründet sich ihre unbestreitbar verheißungsvolle Zukunft? Ich will mich so kurz wie möglich fassen: Familienpflege ist die freieste und natürlichste Unterbringungsform im Rahmen der Anstaltspflege; sie ist ein unentbehrlicher therapeutischer Faktor für viele Kranke, die nur dort sich wohlfühlen, nur dort geistig gefördert werden können; sie ist die natürliche Brücke für Beurlaubung und Entlassung; außerdem ist sie die billigste Verpflegungsform der Welt und damit für das heutige Deutschland besonders zeitgemäß. Ich will Sie mit sogenannten Rentabilitätsberechnungen der Familienpflege nicht aufhalten; es genügt, zwei ebenso unumstößliche wie überzeugende Tatsachen anzuführen: 1. für jeden Familienpflegling wird die Erbauung eines teuren Anstaltsplatzes unnötig gemacht, 2. der Bedarf an Pflegepersonal ist äußerst gering. — Soweit der große Umriß vom inneren und äußeren Wesen der Familienpflege. Ich gehe nun noch auf einige sehr wichtige Einzelheiten ein, die der Hauptsache nach bereits in dem *Roemer-Kolb-Faltlhauser*schen Standardwerk über die »offene Fürsorge« gewürdigt sind: *Roemer* weist darauf hin, daß die Familienpflege Schutz vor den Schädigungen einer dauernden Hospitalisierung gewährleisten sowie die möglichst frühzeitige soziale Wiedereingliederung erstreben soll und daß diese psycho-hygienischen bzw. psychoprophylaktischen Gesichtspunkte, welche zugleich den privaten und öffentlichen wirtschaftlichen Interessen entsprechen, von besonderer Wichtigkeit sind. *Roemer* betont auch in solchen Zusammenhängen, daß die mehr massen-psychotherapeutische Beeinflussung in der geschlossenen Anstalt durch die Familienpflege in individual-psychotherapeutischer Hinsicht ergänzt wird; denn die Anstaltstherapie sei eben doch vorwiegend Massentherapie, und die freien Verpflegungsformen (also Familienpflege und offene Fürsorge) hätten den großen Vorzug, daß sie zwangsläufig individualisieren. Das sind sehr wichtige Punkte. Man kann in der Familienpflege von individual-therapeutischem Standpunkte aus auch die Wünsche der Kranken ganz anders berücksichtigen als in der geschlossenen Anstalt; die Mitteilung *Konrad Alt*s haben Sie vielleicht noch in Erinnerung, daß ein Uchtspringer Familienpflegling hochbeglückt an seine Eltern schrieb: »in die Familienflege is es zu scheen, man kann sich aussuchen, wer bei Kühe will, kann bei Kühe, wer bei Ferde will, kann bei Ferde, wer bei kleine Kinder will, kann bei kleine Kinder.« Was für manche Kategorien von Kranken ein Zusammenleben mit Kindern an psycho-therapeutischen Werten bedeutet, bedarf vor diesem Forum keiner näheren Ausführung. — Vom Standpunkt der Arbeitstherapie ist zu sagen, daß die Familienpflege für sehr viele Kranke verschiedenste Beschäftigungsmöglichkeiten bietet, die an Natürlichkeit und Heilkraft unerreicht sind. — *Kolb* weist darauf hin, daß das auf psycho-hygienischen Grundsätzen aufgebaute Progressiv-System mit seinen verschiedenen Stufen (angefangen von der geschlossenen Anstaltsabteilung bis hinunter zur vollkommenen Freiheit) in der heutigen praktischen Irrenfürsorge eine große Rolle spielt und daß in diesem System die Familienpflege eine sehr wichtige Stelle einnimmt.

M. D. u. H.! Abbau und Verhütung der Hospitalisierung in allen Fällen, in denen es möglich, für die Kranken notwendig oder dienlich ist, das ist der Leitgedanke, der sich durch das auf breiter psycho-hygienischer Basis aufgebaute Arbeitsprogramm moderner praktischer Irrenfürsorge freiheitlichster Art wie ein roter Faden hindurchzieht, und zwar Abbau durch Familienpflege, Frühentlassung und offene Fürsorge. Wie schon gesagt, ist Familienpflege im engeren Sinne Fremdfamilienpflege, im weiteren Sinne Unterbringung ceteris paribus in eigener Familie (Eigenfamilienpflege). Letztere hat sehr nahe Beziehungen zur offenen Fürsorge und wird zweckmäßig ihr zugerechnet, der sie fast überall die Entstehung sozusagen überhaupt erst verdankt. Auf die Ausnahmestellung, welche in dieser Beziehung die Eigenfamilienpflege Berliner Anstalten einnimmt, kann hier aus Mangel an Zeit nicht näher eingegangen werden. Daß die Eigenfamilienpflege in gleicher Weise wie die Fremdfamilienpflege hohe Anforderungen an

Natürlichkeit, Freiheit, Heilkraft und Billigkeit der Unterbringung befriedigt, wird wohl allgemein anerkannt. Gleichwohl sind beide, wie ich in Nr. 16/17 des diesjährigen Jahrganges der Psych.-Neurol. Wochenschr. näher ausgeführt habe, durchaus nicht wesensgleich, und ich möchte nach wie vor betonen: Im Interesse klarer Begriffsbestimmung und eindeutiger Verständigung sowie zur vollen Würdigung der historischen Entwickelung und des ursprünglichen heute noch unverändert wahren Wesens ist dringend zu wünschen, daß unter Familienpflege lediglich die Fremdfamilienpflege verstanden wird, während die Eigenfamilienpflege zweckmäßig überhaupt nicht als Familienpflege sondern als »offene Fürsorge« bezeichnet würde. — Überaus wichtig sind die neugewonnenen Beziehungen der Fremdfamilienpflege zu der mächtig aufstrebenden offenen Fürsorge und der damit verbundenen Frühentlassung. In allen Fällen (und die Fälle sind gar so selten nicht), in denen aus irgend einem Grunde die Unterbringung in der eigenen Familie nicht möglich ist, muß zur Unterbringung in fremder Familie gegriffen werden. Die Fremdfamilienpflege ist heute zum unentbehrlichen Rüstzeug der offenen Fürsorge und der Frühentlassung geworden; sie ist im Rahmen moderner freiheitlichster Irrenfürsorge unbeschadet des ganzen Arbeitsprogrammes nicht zu missen. Man erhält nicht selten die Auskunft: »Wir haben keine Familienpflege, dafür haben wir die offene Fürsorge.« Das sieht nach Gegensätzlichkeit aus: hie offene Fürsorge, hie Familienpflege. Das wäre keine zweckentsprechende Entwickelung; es muß heißen: offene Fürsorge und Familienpflege, Familienpflege und offene Fürsorge, nicht entweder—oder. Die Familienpflege ist das natürliche Bindeglied zwischen Anstalt und offener Fürsorge, beide erleichtern sich gegenseitig Anbahnung und Ausbau. Die Forderung, die *Kolb* mit weitschauendem Blick im Jahre 1911 für Bayern aufstellte, nämlich möglichst baldige Einführung der Familienpflege in möglichst großem Umfang an allen Anstalten Bayerns, ergibt sich heute zwangsläufig für ganz Deutschland aus der psycho-hygienischen Gestaltung unseres heutigen praktischen Irrenwesens ebensosehr, wie aus der allgemeinen finanziellen Not. Eine zahlenmäßig einigermaßen entwickelte Familienpflege entlastet nicht nur die einzelne Anstalt, sondern auch die kommunalen Verbände oder sonstigen Lastenträger. Es gibt heute in Deutschland über 3500 Familienpfleglinge, eine Zahl, die fünf Anstalten mit je 700 Betten entspricht. Dem Kranken soll sein Recht auf die Familie, eigene oder fremde, nicht geschmälert werden, und die Allgemeinheit kann verlangen, daß ebenso wie anderwärts so auch im Irrenwesen nach Möglichkeit Kosten gespart werden. So steht mit Sicherheit zu erwarten, daß die ältere Familienpflege von den jüngeren Zweigen der praktischen Irrenfürsorge nicht nur zahlenmäßige Förderung, sondern auch Impulse für Vervollkommnung des inneren Ausbaues erfahren wird. Was diesen letzten Punkt (also Vervollkommnung des inneren Ausbaues) anlangt, so verweise ich auf die Abhandlung *Kolbs* in Nr. 32 des diesjährigen Jahrgangs der Psych.-Neurol. Wochenschrift. Die kurze Zeit gestattet nur, die allgemeine Zielrichtung dieser wichtigen Anregungen *Kolbs* wiederzugeben. Es sind der Hauptsache nach fünf Punkte: 1. die Größe, Lage und Ausstattung der Krankenräume sowie die Versorgung der Kranken sollten zweckmäßiger und schöner, vielleicht mehr anstaltsmäßig gestaltet werden; der familiäre Charakter der Unterbringung braucht dabei nicht zu leiden, 2. die Familienpflege sollte grundsätzlich weniger auf den Arbeitsleistungen der Kranken aufgebaut werden, 3. in Übereinstimmung damit sollte das Verpflegsgeld nicht zu niedrig bemessen sein und durchschnittlich die Hälfte des in der Anstalt erwachsenden Aufwandes betragen, 4. die Familienpflege sollte dahin streben, weniger Endziel als vielmehr Übergangsstufe zur Entlassung zu sein, 5. mit Hilfe der offenen Fürsorge kann sich die Familienpflege künftig auch in größerer Entfernung von der Anstalt entwickeln, sich über das gesamte weite Aufnahmegebiet erstrecken und damit, wie ich mir hinzuzufügen erlauben möchte, einen Charakter annehmen, der dem schottischen Dispersionstyp in gewisser Hinsicht ähnelt. — Auch die vom kommunalen Fürsorgeamt betriebene offene Fürsorge wird m. E. manchenorts Gelegenheit haben, Fremdfamilienpflege, wenn auch vielleicht in bescheidenem Umfange, einzurichten.

M. D. u. H.! Damit wäre ich zum Schluß meiner Ausführungen gelangt. Nun möchte ich Ihnen nur noch die oben versprochenen Zahlen nennen. Gemäß meiner letzten Rundfrage (vom 1. d. Mts.) gibt es heute in Deutschland unter 131 öffentlichen Anstalten 72, welche Familienpflege betreiben, und diese 72 Anstalten haben zusammen 3569 Familienpfleglinge; von diesen sind rund 400 in Eigenfamilienpflege, die anderen in Fremdfamilienpflege untergebracht. Von den rund 400 Eigenfamilienpfleglingen befinden sich allein in den Berliner Anstalten 360. Von den genannten 72 Anstalten mit Familienpflege betreiben 43 offene Fürsorge. Und schließlich, was das Anwachsen der Familienpflege anlangt, so ist folgendes zu sagen: In den letzten elf Monaten hat die Zahl der Anstalten, welche Familienpflege betreiben, um 14 zugenommen, die Zahl der Familienpfleglinge um nicht weniger als 750 Köpfe. M. D. u. H.! Ich glaube Ihrer Zustimmung gewiß zu sein, wenn ich zum Schluß sage: mit der Familienpflege in Deutschland geht es voran!

Die 3 graphischen Darstellungen verdanken wir der Liebenswürdigkeit des Herrn Direktor Dr. *Vogel* vom Deutschen Hygiene-Museum in Dresden; sie sind nach den Tabellen meiner Veröffentlichung in Nr. 16/17 des diesjährigen Jahrganges der Psych.-Neurol. Wochenschr. hergestellt. Nr. 1 zeigt eine Karte von Deutschland, in welche alle öffentlichen Anstalten, die Familienpflege betreiben, nach dem Stande vom 1. 10. 1927 eingezeichnet sind; es waren dies damals 58 Anstalten, heute (gemäß Rundfrage vom 1. 9. 28) sind es 72. Nr. 2 gibt eine Übersicht über die Verteilung der Familienpfleglinge in den einzelnen Verwaltungsbezirken Deutschlands nach dem Stande vom 1. 10. 1927. Man erkennt, daß Preußen gegen die Gesamtheit des übrigen Deutschland an Familienpfleglingen erheblich überwiegt. Nr. 3 zeigt die Bewegung der Familienpflege in Deutschland während der Zeit vom 1. 4. 1909 bis 1. 4. 1927. Beide Kurven, die dunkle (Gesamtzahl der Anstalten mit Familienpflege) und die helle (Gesamtzahl der Familienpfleglinge in diesen Anstalten) haben im Großen gleichen Verlauf:: Anstieg bis zum Kriege, dann ständiger Abfall, tiefster Stand zusammenfallend mit der größten Geldentwertung, von da ab ständiger Wiederanstieg. Heute (gemäß Rundfrage vom 1. 9. 1928) hat die Zahl der Familienpfleglinge mit 3569 Köpfen den Stand von etwa Mitte 1916 wieder erreicht, während die Zahl der Anstalten mit Familienpflege die bisher überhaupt erreichte Höchstzahl (65 im Jahre 1915) um 7 übertrifft. Wie bereits erwähnt, ist allein in den letzten 11 Monaten die Zahl der Familienpfleglinge in Deutschland um rund 750 Köpfe gestiegen, eine Zahl, die einer ganzen mittelgroßen Anstalt entspricht.

# Die offene Geisteskrankenfürsorge von der öffentlichen Heilanstalt aus [1]).

Von Dr. **Valentin Faltlhauser**, ehem. Fürsorge-Arzt der Heil- u. Pflegeanstalt Erlangen.

Der jüngste Zweig einer allgemeinen Irrenfürsorge, die offene Fürsorge für geistig Abnorme, ist eine späte Errungenschaft sozialen Geistes. Kaum etwas mehr als ein Vierteljahrhundert ist dahingeflossen seit dem Zeitpunkt, an dem *Kolb*, zunächst ein Rufer in der Wüste, seine Ideen einer offenen Fürsorge für geistig Abwegige im weitesten Sinne des Wortes entwickelte und weiteren Kreisen bekannt machte. 20 Jahre hat es bedurft, ehe er, der Wegbereiter in Wort und Tat, auch außerhalb seines engsten Kreises Weggenossen gleichen Sinnes fand, ehe sich die Überzeugung Bahn brach, daß die offene Fürsorge für geistig Abnorme nicht nur eine erwünschte Bereicherung einer Irrenfürsorge, sondern eine innere Notwendigkeit derselben, ihr Schlußstein ist.

Heute in einer Zeit, in der die Ideen der offenen Fürsorge nicht nur in Deutschland, sondern auch im Ausland, namentlich in den Vereinigten Staaten von Nordamerika bereits in recht erfreulichem Maße wirksam geworden sind, in der aus der Praxis heraus ihr Wesen sich enthüllt, ist es nicht mehr notwendig, in weitausholenden Ausführungen und Erläuterungen ihr Wesen, ihre Ziele und Zwecke zu definieren. Eine kurze Zusammenstellung alles Wesentlichen mag für das Verständnis genügen.

Die psychiatrische offene Fürsorge hat ihrem ganzen Wesen nach die Aufgabe, alle geistig Abnormen im weitesten Sinne, die in Freiheit, d. h. außerhalb der geschlossenen Fürsorge, der Anstalt leben, soweit sie irgend einer Fürsorge in medizinischer oder sozialer Hinsicht bedürfen, fürsorgerisch zu erfassen. Es ist beinahe selbstverständlich, daß diese Fürsorge, um ihre Zwecke zu erreichen, auf psychiatrischen Grundsätzen und psychiatrisch-ärztlicher Leitung aufgebaut sein muß. Damit ist auch die über das rein Fürsorgerische hinausgehende Forderung erreicht, welche aber die Erfüllung der rein fürsorgerischen Aufgaben erst ermög-

[1]) In verkürzter Form wiedergegeben.

licht, daß sie nämlich mithilft, die wissenschaftlichen Grundlagen zu erforschen, auf denen im Studium der geistigen Abnormitäten, ihrer Ursachen, Auswirkungen und Bekämpfungsmöglichkeiten eine wirkliche Fürsorge erst aufgebaut werden kann. Wenn die Fürsorge in ihren sozialen Aufgaben vorwiegend aktiv, d. h. unmittelbar helfend vorgehen muß, wird sie in medizinischer Hinsicht, d. h. soweit eine ärztliche Behandlung notwendig ist, nur beratend wirken, um die Rechte anderer namentlich die der praktizierenden Ärzte nicht zu verletzen. Von der Betätigung einer offenen Fürsorge für geistig Abnorme werden nicht abgetrennt werden können jene Aufgaben, die unter dem Begriff der Schutzaufsicht zusammengefaßt werden, also jene Aufgaben, die den Schutz der Allgemeinheit vor gesellschaftsfeindlichen Auswirkungen, die manchmal im Wesen geistiger Abnormität ihrer Natur nach gelegen sind, im Auge haben. Auch hier wird die offene Fürsorge die Rechte und Pflichten jener Stellen zu respektieren haben, denen vom Gesetz die Pflicht der Überwachung freilebender geistig Abnormer obliegt, also der Amtsärzte und der zuständigen Polizeibehörde. Die offene Fürsorge wird sich mit ihnen in diese Aufgabe teilen und sie in ihren Pflichten unterstützen. Sie wird sich endlich, um ihren Aufgaben gerecht werden zu können, den anderen auf sozialem Gebiete arbeitenden Fürsorgen organisch eingliedern müssen, wozu die gesetzlichen Grundlagen in Deutschland hauptsächlich in der Fürsorgepflichtverordnung, aber auch anderen hier nicht weiter zu erwähnenden Gesetzen und Verordnungen gegeben sind.

Ihre besondere Aufgabe findet demnach die offene psychiatrische Fürsorge

1. in der Betreuung der aus den Anstalten entlassenen geistig Abnormen,

a) um diese nach dem modernpsychiatrischen Grundsatze, daß jeder Geisteskranke nur so weit und so lange in seiner Bewegungsfreiheit eingeengt werden darf, als es sein Zustand unbedingt erfordert, wieder möglichst frühzeitig in die Freiheit zu bringen. Dazu ist aber außerhalb der Anstalt in den meisten Fällen eine geeignete Fürsorge und Aufsicht notwendig;

b) um diesen Kranken das Wiedereinleben in der Außenwelt zu erleichtern, ihnen die Bedingungen zu schaffen, die es möglich machen, außerhalb der Anstalt zu leben und nicht wieder anstaltsbedürftig zu werden;

c) um die Allgemeinheit nach Möglichkeit vor schädlichen und störenden Einflüssen eben dieser Kranken zu schützen (Schutzaufsicht) und den Behörden ihre Aufsichtspflicht zu erleichtern, ja abzunehmen.

2. Ihre weitere Aufgabe findet sie in der Betreuung aller gei-

stig Abnormen, die in Freiheit leben, ohne daß sie bis dahin anstaltsbedürftig geworden sind und das ist nach allgemeiner Erfahrung die weitaus überwiegende Zahl. Es ist jedoch heute noch nicht möglich, einwandfreie Zahlen hierfür aufzustellen.

Diese Betreuung ist notwendig,

a) um ihnen allen jenen Schutz und jene Hilfe zu bieten, die erforderlich sind, damit ihr Leben in der Freiheit gesichert wird, damit ihr Fortkommen im Daseinskampf, der durch ihre geistig abnormen Eigenschaften erschwert ist, sichergestellt wird. Hier gilt es unter Umständen schon frühzeitig einzusetzen durch Mitwirkung der offenen Fürsorge in der Kinderfürsorge, Schulfürsorge, Fürsorgeerziehung u. dgl. Alle die Fragen der Hilfsschule, der Berufsberatung (Berufszuführung) usw. spielen hier herein. Auch in dieser Kategorie spielt die Schutzaufsicht ihre Rolle.

Die fürsorgebedürftigen, freilebenden, bisher nie in Anstalten gewesenen geistig Abnormen können auf zweierlei Weise in Fürsorge kommen: Entweder werden sie von Behörden der Fürsorge zugeführt oder sie suchen sie freiwillig oder durch Vermittlung ihrer Angehörigen bzw. Vormünder, Erziehungsberechtigten usw. auf.

Diese Aufgaben der psychiatrischen Fürsorge werden seit *Kolbs* grundlegenden Gedanken in verschiedener Weise zu lösen versucht:

In Deutschland haben sich im wesentlichen zwei Formen durchsetzt: die kommunale Form, über die ihr Hauptvertreter *Wendenburg* selbst berichten wird und die offene, von den Heil- und Pflegeanstalten ausgehende Fürsorge. Letztere hat in Deutschland jetzt die größte Verbreitung.

Der Gründe, warum der Träger der offenen psychiatrischen Fürsorge am besten die regionale Heil- und Pflegeanstalt ist, sind viele. Die Hauptgründe dieser Symbiose liegen darin, daß in den Heil- und Pflegeanstalten von vornherein alle Machtmittel für eine solche Fürsorge gegeben sind, daß durch diesen Zusammenhang am besten eine Zersplitterung der Irrenfürsorge vermieden wird, daß wissenschaftliche Erkenntnisse und Forschungsergebnisse hier nach einheitlichen und psychiatrischen Gesichtspunkten gesammelt und verwertet werden können, endlich daß die Heil- und Pflegeanstalten selbst das größte Interesse an der offenen Fürsorge haben müssen, weil sie ihnen bei rationeller Anwendung zur Entlastung dienen muß.

Ausgeübt wird die offene Fürsorge in Form der nachgehenden und der beratenden Fürsorge durch spezialistisch vorgebildetes Fürsorgepersonal (Fürsorgeärzte, Fürsorgepfleger bzw., -pflegerinnen. Zur beratenden Tätigkeit der offenen psychiatrischen Fürsorge gehört auch die sachverständige Beratung der Behörden in allen Fragen geistiger Abnormität, gehört die Mitwirkung in der Beratung der Schulen, vor allem der Hilfsschulen, gehört die Beratung anderer interessierter Fürsorgeorganisationen und vor allem der Irrenhilfsvereine.

Das Bild, das die offene, von den Heil- und Pflegeanstalten ausgehende Fürsorge heute in Deutschland bietet, ist folgendes: Von 122 deutschen Heil- und Pflegeanstalten (darunter sind auch städtische Anstalten und psychiatrische Abteilungen von Krankenhäusern) hatten am 1. August 1928 eine voll ausgebildete offene Fürsorge 36. Weitere 32 Anstalten hatten eine offene Fürsorge, welche, im Aufbau begriffen, Teile ihres Gebietes erfaßte. 19 Anstalten planten die Einführung. Nur 35 Anstalten = 28,7% hatten noch keine Beziehungen zur offenen Fürsorge. Es wurden durch diese Fürsorge 25000 in Freiheit lebende geistig Abnorme erfaßt, also auf 1000 Einwohner etwa 0,41. Die Erlanger Fürsorge erfaßte zur gleichen Zeit auf 1000 Einwohner 5 geistig Abnorme.

Die offene psychiatrische Fürsorge ist ihrem ganzen Wesen, ihrem Zwecke, ihrer Organisation nach in hervorragendem Maße berufen, die Grundsätze der Psychischen Hygiene erforschen zu helfen und auf ihrem Gebiete anzuwenden und somit für die allgemeine Volksgesundheit in geistiger Hinsicht beizutragen.

Die Forderungen einer modernen psychischen Hygiene, wie sie namentlich auch in den Aufstellungen des Amerikanischen Nationalkomitees für psychische Hygiene zum Ausdruck kommen, lassen sich in 4 große Gruppen gliedern: in die Prophylaxe, die Behandlung, die wissenschaftliche Forschung und die Ausbildung der an der Ausübung der psychischen Hygiene Beteiligten.

Auf dem Gebiete der Prophylaxe gewährleistet die offene Fürsorge die Sorge für die Erhaltung der geistigen Gesundheit dadurch, daß sie sich am Kampfe gegen alle Schädlichkeiten beteiligt, welche die geistige Gesundheit schädigen und gefährden. Beratung und aktive soziale Hilfe vermögen zeitig drohende Schäden zu verhüten. Medizinisch vorbeugende Beratung, Arbeitsfürsorge, Wohnungsfürsorge, Kampf gegen Alkohol und Lues gehören, um nur einiges zu nennen, hierher. Die Einschränkung und Verhütung der Geisteskrankheiten und angeborenen Defektzustände vermag sie durch sorgfältige Beobachtung und Auswertung der gegebenen Tatsachen in ihren zukünftigen Methoden anzubahnen und bis zu einem gewissen Grade auch heute schon durchzuführen. Sie ist berufen, Aufklärung der Öffentlichkeit nach dem Stande des jeweiligen Wissens zu vermitteln. Die Mitwirkung in der Schule bei der Untersuchung der schwachsinnigen und nervösen Kinder, bei der Berufswahl und Eignungsprüfung ist geeignet, die Anpassungsschwierigkeiten dieser Jugendlichen zu beseitigen oder doch zu mildern.

Daß die offene psychiatrische Fürsorge schon an sich eine Vervollkommnung der Behandlung und Pflege der geistig Abnormen darstellt, braucht wohl nicht erst besonders betont zu werden.

Die offene Fürsorge hat die Möglichkeit und die Mittel, Stein um Stein zur Verbesserung unserer vielfach recht lückenhaften, unklaren und dunklen Erkenntnis von den Zusammenhängen geistiger Erkrankung und Abnormität zusammenzutragen, um Unterlagen zu sammeln für die wissenschaftliche Forschung und die vielfach noch auf recht unsicheren Pfeilern ruhenden Vorbeugungsmaßnahmen. Sie schafft damit Grundlagen für die Aufklärung und zukünftige Gesetzgebung und die Ausbildung.

Die Notwendigkeit und Ersprießlichkeit der offenen psychiatrischen Fürsorge im Anschluß an die öffentlichen Heil- und Pflegeanstalten braucht heute nicht mehr bewiesen zu werden. Der Beweis liegt schon in der Tatsache, daß sie sich manchen Widerständen zum Trotz durchgesetzt hat. Sie ist heute nicht nur ein wesentlicher Faktor in der Irrenpflege, sondern auch eine segenbringende Förderin und Bewahrerin der geistigen Gesundheit.

# Offene Fürsorge vom kommunalen Fürsorgeamt aus [1]).

Von Stadtmedizinalrat Dr. **Friedrich Wendenburg**, Gelsenkirchen.

Während die geschlossene Fürsorge für hilfs- und anstaltspflegebedürftige Geisteskranke, Idioten und Epileptiker den Provinzialverbänden bereits durch das Unterstützungswohnsitzgesetz von 1871, die Abänderungen von 1894 und 1908 und zuletzt durch die Verordnung über die Fürsorgepflicht von 1924 zur Pflicht gemacht wurde, ist eine planmäßige offene Fürsorge für Geisteskranke erst relativ spät in Angriff genommen worden. Erstmalig wurde eine solche in den letzten Jahrzehnten des 19. Jahrhunderts in den preußischen Provinzen und in einzelnen Ländern von den sogenannten Irrenhilfsvereinen betrieben. Sie haben teilweise Fürsorgestellen in größeren Kommunen, z. B. in Essen, unterhalten oder andere Vereine zu deren Einrichtung angeregt. Ihr Verdienst besteht vor allem darin, auf die Notwendigkeit offener Fürsorge immer wieder hingewiesen zu haben. Auch von Anstalten und Anstaltsleitern gingen nach 1900 Bestrebungen aus, die eine methodische offene Fürsorge im Sinne der Schicksalsverfolgung der entlassenen Geisteskranken zum Ziele hatten, z. B. von *Kolb* in Erlangen, von *Möli*, Berlin, von *Sioli* und *Polligkeit* 1914 in Frankfurt a. Main. Letztere wurde im Jahre 1919 von der Stadt Frankfurt übernommen. Im gleichen Jahre richtete der Verfasser in Gelsenkirchen eine örtliche kommunale Fürsorgestelle ein, die zum ersten Male den Versuch machte, offene Fürsorge für Geisteskranke im Rahmen der Bezirksgesundheitsfamilienfürsorge mit zu betreiben.

Der Erlaß des preußischen Ministers für Volkswohlfahrt vom 2. 9. 1920 und vom 8. 11. 1921 empfiehlt den Gemeinden und Kreisen die Schaffung besonderer Beratungsstellen für Nervöse und seelisch Kranke im Anschluß an Gesundheits- und Wohlfahrtsämter. Heute besitzen fast alle größeren Städte eine Fürsorgestelle für Geisteskranke. Zurzeit unterscheidet man 3 Systeme:

Das Erlanger System stellt eine Form der Fürsorgestelle dar, die aus ärztlichem und fürsorgerischem Hilfspersonal von An-

---

[1]) Der Bericht des am Erscheinen verhinderten Verfassers wurde verlesen.

stalten besteht und einen oder mehrere in ihrer Umgebung befindliche Verwaltungsbezirke betreut. Es hat den Vorzug, daß der Anstaltsarzt über seine Tätigkeit in der Anstalt hinaus lebendige Fühlung mit den Familien der Patienten bekommt, wodurch eine wirksame Fortführung therapeutischer Maßnahmen bei entlassenen Kranken erleichtert wird. Durch geeignete Organisation ist die Fühlung mit den kommunalen Verwaltungsstellen ohne weiteres reibungslos gegeben.

Das zweite ist das sogenannte Mannheimer System. Die Fürsorgestelle in Mannheim ist eine staatliche Institution und zwar des Ministeriums des Innern. Die Organe sind planmäßige badische Beamte. Sie unterstehen der Direktion der Heilanstalt Wiesloch. Die städtischen Behörden stellen ihre Räume zur Verfügung und stehen in reger Beziehung zur Fürsorgestelle.

Das dritte, das Gelsenkirchener System, ist die rein kommunale Fürsorgestelle, wie sie durch die Tagungen der kommunalen Vereinigung für Gesundheitsfürsorge im rhein.-westf. Industriegebiet am 19. 6. und 20. 11. 1920 beschlossen wurde und nach entsprechenden Verhandlungen mit den Landesfürsorgeverbänden unter Mitwirkung des Landeshauptmanns für Westfalen und Rheinland zur Durchführung kam. In 33 Städten und 10 Landkreisen des rhein.-westf. Industriegebietes ist die offene Fürsorge für Geisteskranke nach dem Gelsenkirchener Vorbild in den Rahmen der Bezirksgesundheitsfamilienfürsorge mit aufgenommen worden.

Zu der notwendigen Entwicklung der planmäßigen Einrichtung solcher Fürsorgestellen durch die Kommunen führten folgende Gesichtspunkte:

Dieser Zweig der Fürsorge interessiert immer mehr die Öffentlichkeit, da ein erheblicher Prozentsatz der Bevölkerung von dieser Krankheit berührt wird und wie Tuberkulose und Krüppeltum ungeheuere Steuermittel verschlingt. Zählungen von Geisteskranken sind in Deutschland nach verschiedenen Gesichtspunkten gemacht worden. Da sie fast niemals einheitlich gemacht werden, ist eine vollzählige Erfassung nicht zu erwarten. Nach den Zählungen, die in allen Anstalten für Geisteskranke, Epileptische und Nervenkranke durchgeführt werden, befinden sich rund 330 Personen auf 100000 Einwohner in derartigen Anstalten. Dazu kommen die außerhalb einer Anstalt lebenden Chronisch-Kranken mit ständig vorhandenen Krankheitszeichen, deren Art aber die Pflege in einer Familie erlaubt und ferner diejenigen Schwachsinnigen, die in der Erwerbsfähigkeit eingeschränkt sind. Bei der preußischen Zählung von 1911 ergab sich, daß auf 100000 Einwohner 400 Kranke innerhalb und außerhalb der Anstalt fallen. Die soziale Belastung ist dadurch außerordentlich groß. Die Aufwendungen für die geschlossene Fürsorge beträgt auf 100000 Einwohner mindestens

200000 Mark. Die Belastung der öffentlichen Mittel durch die Kriminalität Geistig-Abnormer ist schwer festzustellen, aber ebenfalls bedeutend. Hiernach ist die Notwendigkeit planmäßiger Gesundheitsfürsorgearbeit, die geeignet ist, durch Rationalisierung des Heilplanes und Überwachung seiner Durchführung der Krankheit entgegenzutreten, zweifellos gegeben. Dies ist sowohl möglich durch rechtzeitige Erfassung des Kranken als auch durch Vorbereitungen von Frühentlassungen, die für die therapeutischen Ergebnisse der Anstaltsbehandlung und für die Wiedereinführung des Kranken in seine häuslichen und wirtschaftlichen Verhältnisse bekanntlich eine Hauptrolle spielen. Nur durch Zusammenarbeit von Anstalt und Fürsorgestelle können durch Aufklärung und Beeinflussung der Angehörigen geeignete Verhältnisse für die Rückkehr des Kranken geschaffen werden, wodurch er zur Heilung oder wenigstens Wiederherstellung der Arbeitsfähigkeit gelangen kann. Gelegentliche Nachuntersuchungen und Berichte der Angehörigen ermöglichen eine dauernde Orientierung über den Zustand des Patienten, welchem Zwecke auch die auftragsgemäße Korrespondenz der Fürsorgestelle mit der Anstalt dient.

Und zwar ist nur im Rahmen einer Bezirksfamilienfürsorge eine vollständige Erfassung aller Kranken und eine unauffällige Beobachtung der so wichtigen Milieueinflüsse möglich.

Die Bezirksfamilienfürsorge ist auch deshalb die gegebene Form, weil die Fürsorge für Geisteskranke nicht abzutrennen ist von derjenigen für Schwachsinnige aller Art, insbesondere Hilfsschüler, Psychopathen, Schwererziehbare, Epileptiker, Alkoholkranke. Innerhalb der Familienfürsorge ist in der überwiegenden Zahl Berührung mit dem genannten Personenkreis zu bemerken, weshalb die Identität von Familienfürsorgerinnen und der in der Geisteskrankenfürsorge tätigen Personen erforderlich ist. Bei einer größeren Zusammenstellung des Verfassers hat sich ergeben, daß in über der Hälfte der Fälle mindestens 2 der genannten Gruppen in der Familie anzutreffen sind.

Eine kommunale Fürsorgestelle verbürgt auch einheitliche ärztliche Begutachtung und verwaltungstechnische Vereinfachung der Verfahren. Ein kommunales Gesundheitsamt ist in der Lage, innerhalb weniger Stunden alle vorgeschriebenen Papiere zu beschaffen wie Tauf- und Impfschein, die polizeiliche Einverständniserklärung, die Angelegenheit der Ortspolizeibehörde ist, doch auch vom Gesundheitsamt beigefügt werden kann, wenn die Gesundheitspolizei von der Kommune als Auftragsangelegenheit verwaltet wird. Die üblichen Berichte und Unterschriften des Bezirksfürsorgeverbandes betreffend soziale Verhältnisse und Kostenregelung werden entweder im Auftrage und an Stelle des Bezirksfürsorgeverbandes von der Fürsorgestelle ebenfalls erledigt, oder die sofortige Erledigung durch den Bezirksfürsorgeverband wird durch sie veranlaßt. Zwecks einheitlicher ärztlicher Erfassung trifft die Fürsorgestelle in der Regel Abmachungen mit den Ärztevereinen betreffend formularmäßiger Meldung Erkrankter. Die Formulare sind so eingerichtet, daß sie trotz einer gewissen Ausführlichkeit der Vorgeschichte und der Schilderung des jetzigen Verhaltens vom praktischen Arzt leicht auszufüllen sind. Ein Beispiel bildet der von den westfälischen Fürsorgestellen und Anstalten gemeinsam entworfene und vom Landeshauptmann angenommene Fragebogen.

Ein weiterer Vorzug einer kommunalen Fürsorgestelle besteht darin, daß sie in enger Zusammenarbeit mit Anstalt, Fürsorgeamt und Arbeitsamt fürsorgerisch durchgreifen kann. Es wird ihr ein leichtes sein, durch den Bezirksfürsorgeverband oder das örtliche Arbeitsamt für die notwendigen Unterstützungen des Entlassenen und für Arbeitsbeschaffung zu sorgen.

Den Vorzügen steht entgegen, daß die Familienfürsorgerinnen sich nur langsam in diese Spezialarbeit einarbeiten können. Doch hat sich herausgestellt, daß diese Schwierigkeiten durch Kurse und laufende Fortbildungen überwunden worden sind. Einzelne für diesen Zweig der Fürsorge besonders begabte Fürsorgerinnen erwarben sich gewisse Sonderkenntnisse und führten die Krankenblätter, erledigten die Statistik und assistierten in den Sprechstunden. Wichtig ist besonders in Zukunft die vorgesehene gesetzliche Bestimmung über die Ausbildung der Fürsorgerinnen, die neben anderer weit gründlicherer krankenpflegerischer Vorbildung auch die dreimonatige Betätigung an einer psychiatrischen Klinik vorsieht. Auch sei die Notwendigkeit der psychiatrischen Ausbildung des Arztes erwähnt, die häufig dadurch gewährleistet wird, daß ein Anstaltsarzt nebenamtlich im Auftrage der Kommune tätig ist. Vielfach ist auch der Stadtarzt psychiatrisch vorgebildet.

Über die Technik der Fürsorgestellen ist aus der Praxis folgendes mitzuteilen: Bei einem Bevölkerungskreis von mehr als 100000 Einwohnern ist eine wöchentliche Sprechstunde notwendig, die erfahrungsgemäß in erster Linie durch Fürsorgerinnen beschickt wird, die mit den Kranken selbst erscheinen oder mit deren Angehörigen, die Bericht erstatten oder Berichte aus der Anstalt entgegennehmen wollen. Es kommt häufig vor, daß Chronisch-Kranke auch aus eigenem Antrieb die Beratung aufsuchen. Die fürsorgerische Arbeit innerhalb der Sprechstunde besteht in der Vorbereitung von Frühentlassungen, in Orientierung des behandelnden Arztes, in der erwähnten Beratung der Angehörigen und des Kranken, in der Arbeitsvermittlung und in der Vermittlung wirtschaftlicher Unterstützungen. Hierbei zeigt sich besonders die enge Verbindung des Arbeitsgebietes mit allen übrigen Fürsorgezweigen. Im Anschluß an die Beratungsstunde entsteht ein Schriftwechsel mit der Anstalt, wie z. B. die halbjährigen Berichte an diese nach Entlassung des Kranken.

In fürsorgerischer wie finanzieller Hinsicht kann die offene Fürsorge von der kommunalen Fürsorgestelle aus auf Grund vorstehender Erwägungen nicht entbehrt werden.

# Über Hilfsvereine für Geisteskranke.

Von Obermedizinalrat Prof. Dr. **Heinrich Dannemann**-Heppenheim.

Der Wunsch, die Fürsorge für Geisteskranke durch karitative Organisationen eifriger wie bisher gefördert zu sehen, ist neuerdings von den Psychiatern nachdrücklich betont worden. Auch diese Zeitschrift hat verschiedentlich Anregungen gegeben. Es steht zu hoffen, daß ihnen Folge gegeben wird.

In manchen Territorien Deutschlands bestehen bereits solche Organisationen unter der Benennung »Irrenhilfsvereine«. Verdienstvolle Psychiater (*Pelmann*, *Kreuser*, *Ludwig*, *Peretti* und andere mehr) begründeten sie in den letzten Dezennien des verflossenen Jahrhunderts. Doch sind sie nicht allzu bekannt, blieben sogar vielen Ärzten unbekannt, und es gibt auch genug Fachärzte, welche dieses »Rüstzeug der praktischen Psychiatrie« (*Zinn*) noch entbehren, obschon der große Vorteil, der mit ihnen verbunden ist, jedem einleuchten sollte.

Die Ärzte, welche sich um die Gründung von Hilfsvereinen ehedem mühten, verfolgten einen doppelten Zweck: Einmal erstrebten sie Mittel zur wirksamen Unterstützung ihrer Klienten und deren Familien über das Maß dessen hinaus, was Kommunen oder Kassen zu gewähren gewillt und befähigt sind. Dann aber fühlten sie sich auch verpflichtet, beim Volke Interesse für das Anstaltswesen und Aufklärung über Ursachen, Prophylaxe und Behandlung der Geistesstörungen zu verbreiten. In beiden Richtungen ist viele wertvolle Arbeit in der Vorkriegszeit geleistet worden. Millionen sind aus Sammlungen der Hilfsvereine den Bedürftigen zugeflossen, ein hinreichender Beweis des Bedürfnisses nach charitativer Beihilfe auf diesem Gebiete. Auch hat man sich von psychiatrischer Seite eifrigst bemüht, durch Wort und Schrift Belehrung in alle Kreise über die Aufgaben und das Wirken der Psychiatrie hineinzutragen. Weiteres kann hierüber bei geringem zur Verfügung stehenden Raum nicht berichtet werden

Leider teilten aber die Hilfsvereine im Kriege und in der Inflation das Los so vieler karitativer Institutionen. Ihre oft recht beträchtlichen Rücklagen gingen verloren. Nur mit großer Mühe ließen sie sich nach der Vernichtung eines gebefreudigen Rentnerstandes rekonstruieren.

Gleichwohl taten die Psychiater seit der Stabilisierung der Währung ihr Möglichstes, das Zerstörte in selbstloser Fürsorge für ihre Schützlinge wieder aufzubauen. Rühmenswerte Beispiele dafür, daß solche Bestrebungen auch in der Gegenwart noch auf Verständnis beim Publikum rechnen dürfen, bieten die Hilfsvereine der Rheinprovinz und des ehemaligen Großherzogtums Hessen, und es steht zu hoffen, daß in gleicher Weise auch die in anderen Gebieten noch bestehenden älteren Organisationen (*Fischer*-Dahlem hat sie sowie ihr Wirken in der Vorkriegszeit in Breslers Wochenschrift 1927 Nr. 33 in dankenswerter Weise zusammengestellt) sich erholen werden, nachdem im Vorjahr in Wien ein Verband der Hilfsvereine begründet worden ist. Seine Mitgliederzahl will sich indessen trotz der offensichtlichen großen Vorteile, welche jedem Anstaltsleiter daraus erwachsen müssen, wenn er einen Hilfsverein in seinem Bezirk begründet, noch nicht mehren, so daß es sich wohl empfehlen würde, für den Gegenstand energischere Propaganda zu machen. Man ist mancherorten noch geneigt, sich lediglich auf den »Wohlfahrtsstaat« zu verlassen, der in den ersten Nachkriegsjahren karitative Organisationen mit sozialhygienischen Zwecken als entbehrlich beiseite zu schieben neigte, die man aber heute mehr als je heranzuziehen sich bestrebt, nachdem man ihres hohen Wertes als Helfer bei der sozialen Arbeit sich neu bewußt geworden ist.

Unterzieht man sich der Mühe, für einen Hilfsverein im Aufnahmegebiet einer oder mehrerer Anstalten Propaganda zu machen, weckt man das Interesse am Gegenstande durch Wort und Schrift in genügender Weise, so wird man bei einigem Eifer auch bald klingende Erfolge buchen und entlassenen Klienten oder deren Angehörigen in sehr segensreicher Weise beispringen können. Je größer die so hereinkommenden Mittel sind, um so großzügigere Hilfsaktionen lassen sich durchführen. Wort und Tat werden dahin wirken, daß man im Volke zu richtigeren Anschauungen in allen Fragen der psychischen Hygiene gelangt, wie man sie bisher gehabt. Die Überzeugung wird sich Bahn brechen, daß der Psychiater seinem Volke außerordentlich viel zu sagen hat, was diesem ebenso wichtig, wenn nicht gar noch viel wichtiger ist, wie Aufklärungsarbeit bezüglich der körperlichen Hygiene, der Prophylaxe der Infektionskrankheiten und dgl. mehr. Und dem Psychiater wird von einer aufgeklärten Gesellschaft mehr Dank und Anerkennung gezollt werden für seine verantwortungsvolle, schwierige und dabei meistens so mäßig entlohnte Tätigkeit, wie sie bisher ihm zuteil geworden sind.

Hilfsvereinsarbeit stellt eine Brücke dar zur Bevölkerung unserer Aufnahmebezirke. Unter den Mitarbeitern, die wir heranzuziehen haben, werden wir Geistliche, Beamte, Lehrer, Personen, die nach ihrer Stellung im Volke etwas gelten, zählen, welche die von uns ihnen gegebenen Intentionen weitergeben, die von uns ihnen übermittelten Samenkörner der Aufklärung weiterpflegen. So werden wir neben der Beschaffung materieller Beihilfe für unsere Kranken einen höchst idealen Zweck fördern und dabei auch erreichen, daß die Bedeutung der Psychiatrie für das Gesamtwohl mehr erkannt und gewürdigt wird.

Wenn es noch Fachgenossen gibt, welche sich für die Aufklärungsarbeit nicht recht erwärmen mögen, darin eine Sysiphusarbeit erblicken und davor zurückschrecken, angesichts aller der schwierigen Aufgaben der neueren Psychiatrie (Außenfürsorge, Arbeitstherapie) auch diese neue Bürde noch zu übernehmen, so ist das zwar zu verstehen, zumal mit den ärztlichen Kräften, die an manchen Stellen zu Gebote stehen, die vermehrte Arbeitslast sich kaum noch bewältigen läßt. Trotzdem ist aber danach zu streben, Hilfsvereinsarbeit zu organisieren und nach besten Kräften im Volke das Verständnis für das geistig Abnorme und Krankhafte anzubahnen und die Wege zur psychischen Hygiene zu erschließen. Wenn aber trotz der Bestrebungen und Empfehlungen des Verbandes der Hilfsvereine noch an diesen und jenen Stellen, obwohl ärztliche Kräfte zur genüge bereitstehen, an der Zweckmäßigkeit des weiteren Ausbaus dieses Zweiges psychiatrischer Hilfeleistung gezweifelt und gezögert werden sollte, in dieser Richtung tätig zu sein, so ist das sehr zu bedauern und zu hoffen, daß man bald anderen Sinnes wird. Keine Anstaltsleitung sollte sich von der Anregung privater Wohltätigkeit und intensiver Aufklärungsarbeit ausschließen. Daß wir insbesondere letztere bitter nötig haben, damit unser Volk den Stand der Irrenärzte schätzen, ihre Leistungen würdigen, ihre Bedeutung für die soziale Wohlfahrt immer besser verstehen lernt, dafür erbringt die Tagespresse täglich neue Beweise durch Berichte über angebliche Mißgriffe und Willkürhandlungen der Psychiater.

So darf denn jeder Anstaltsleiter versichert sein, daß er, wenn er nur erst einmal in die Lage kam, nach freiem Ermessen auf einen ihm unterstehenden Hilfsverein zurückzugreifen, niemals mehr ihn wird entbehren wollen. Er wird ihm bald zum gewohnten und unentbehrlichen Instrument werden, dessen er sich täglich bedienen wird, um da einzutreten, wo andere Hilfsquellen überhaupt nicht oder nur ungenügend sich erschließen lassen.

Im Anschluß an diese Ausführungen schlug der Vortragende der Tagung für psychische Hygiene folgende Entschließung vor.

## Entschließung.

1. Der Deutsche Verband für psychische Hygiene spricht sich nach Anhören eines Berichtes über das Irrenhilfsvereinswesen auf seiner ersten Tagung in Hamburg dahin aus, daß die Organisation einer ausgedehnteren charitativen Fürsorge für Geisteskranke und an psychischen Defekten aller Art Leidende in der Form von Hilfsvereinen allen in der Psychiatrie tätigen Ärzten sowohl aus allgemeinen Gründen der Humanität als auch besonders zur Förderung der psychischen Hygiene und zum Zwecke der Verbreitung besserer Anschauungen über Geisteskranke, Irrenanstalten und Irrenärzte in unsrem Volke auf das dringendste zu empfehlen ist.

2. Hilfsvereine sind ein immer wertvoller werdendes Werkzeug der Fürsorge für psychisch Defekte aller Art, eine unentbehrliche Ergänzung des staatlichen öffentlichen Irrenwesens, das, wo auch immer es sein mag, ihren Willen zur Beihilfe auf diesem Gebiete anerkennen und unterstützen sollte.

3. Es ist daher zu wünschen, daß nach dem Zusammenschluß der älteren H.-V. an möglichst vielen Stellen im Vaterlande sich neue bilden und vornehmlich dem Aufklärungswerke sich widmen möchten mit dem gleichen Eifer, der die Gründer jener bei der Inangriffnahme ihrer Arbeit beseelte.

# Über Volksnervenheilstätten.

Von Professor Dr. **Max Laehr**, Malente-Gremsmühlen.

Während in der Geisteskrankenfürsorge nur ihre bestmöglichste Form erörtert zu werden braucht, muß bezüglich der Nervenkranken auch noch die Notwendigkeit einer besonderen geschlossenen Fürsorge überhaupt betont werden. Im Laufe der letzten 30—40 Jahre ist sie auf drei Wegen erfolgt. Entsprechend der immer komplizierter werdenden Diagnostik und Therapie der organischen Nervenkrankheiten erwuchsen aus den Inneren Krankenhäusern »Nervenabteilungen« und »-Krankenhäuser« für vorwiegend organisch Nervenkranke. Andererseits schufen die psychiatrischen Kliniken und Irrenanstalten besondere Nervenabteilungen und rel. selbständige »Nervenheilanstalten«, zunächst für prä- und postpsychotische Zustände. Den zwischen beiden Formen stehenden sogenannten Nervösen (Neuropsychosen) standen früher neben den genannten Häusern nur Privatsanatorien offen, die aber wegen der Höhe der Kosten nur für Wohlhabende in Betracht kamen. Die weniger oder nicht bemittelte große Menge kam dafür nicht in Betracht. Hier setzte die neue Bewegung der »Volksnervenheilstätten« ein, mit dem Ziele, auch für diese Kreise Heime zu schaffen, in denen sie, frei von den krankmachenden Einflüssen der Umwelt, in einer neuen, ihrer Eigenart Rechnung tragenden Umgebung unter sachverständiger Führung die verlorene wirtschaftliche Leistungsfähigkeit wiedererlangen können. Dies ist nur unvollkommen in der häuslichen und poliklinischen Behandlung, beschränkt in den vorgenannten Krankenhäusern, ganz und gar nicht in den heute modernen Erholungsheimen möglich, deren Leitmotiv »Mast und Faulenzen« für einfache Rekonvaleszenten und Ausspannungsbedürftige vortrefflich ist, aber Gift für die Mehrzahl der Nervenkranken mit ihren psychogenen Reiz- und Schwächezuständen, die allmählich von ihrem »Ich« loskommen und ihre Arbeitsfreudigkeit wiedergewinnen sollen. Eine scharfe Trennung ist hier noch sehr vonnöten.

Die wenigen Volksnervenheilstätten in diesem Sinne — Haus Schönow (eröffnet 1899, gemeinnützig), Rasemühle (1902,

Provinz), Roderbirken (1906, gemeinnützig, dann L. V. A.), Wien-Rosenhügel (1912, gemeinnützig), Gießen (1919 (Staat), — sowie die nur für Kranke der Reichsversicherungsanstalt für Angestellte bestimmten Kreischa (1922), Birkenhof (1925) haben, z. T. durch ein Menschenalter, den Beweis der Notwendigkeit und Zweckmäßigkeit erbracht und die volle Anerkennung der interessierten Kreise gefunden. Leider haben mancherorts finanzielle und fiskalische Rücksichten durch z. T. starke Hineinbeziehung Innerer Kranker, Überschreitung der Krankenzahl und Beschränkung der Behandlungsdauer und -Art ihre Wirkung erheblich beengt. Besonders ist dabei, sehr zum Schaden der Behandlung, die Arbeitstherapie zu kurz gekommen, deren Wert in solchen Heilstätten nicht hoch genug eingeschätzt werden kann. Diesen Heilstätten nahe stehen die aus den Irrenanstalten hervorgegangenen Maria Anna-Heim bei Pirna (1912, Staat) und Wiesengrund-Berlin (1926, städtisch).

Die vorhandenen Heilstätten decken nicht das Bedürfnis. Für Neugründungen ergeben sich aus den bisherigen Erfahrungen folgende Forderungen: 1. Möglichste Unabhängigkeit der Verwaltung, am besten eine gemeinnützige Form. Lehrreich hierfür ist das Schicksal der Heilstätten, die veranlaßt wurden, den Betrieb auch auf Nichtnervenkranke auszudehnen, und damit der individuellen Behandlung Schranken setzten. Eine in der Verwaltung unabhängige, statutarisch in ihren Zielen festgelegte Anstalt vermeidet diese Gefahr leichter und gibt ihren Ärzten zugleich größere Selbständigkeit und Freiheit des therapeutischen Handelns, was für ein Haus, in dem der Arzt in engster Lebensgemeinschaft mit den Kranken steht, besondere Bedeutung hat. Als Zweites ist zu fordern eine Aufnahmemöglichkeit für alle Volksgenossen, nicht nur für bestimmte Versicherungs- oder Standeskreise, neben Versicherten auch für Selbstzahler. Diese Mischung hat sich bewährt, sie erleichtert die psychische Behandlung der Kranken, die hier erfahren, daß die Krankheit in ihren verschiedenen Äußerungen keinen Unterschied zwischen Versicherten und Selbstzahlern macht, und für beide in der Heilstätte die gleichen Lebens-, Ernährungs- und Behandlungsverhältnisse gelten. Der Renten- und Unfallneurotiker, wie der durch Schicksalsschläge verbitterte und auf Wohlfahrtshilfe eingestellte Arbeitslose findet, Schulter an Schulter mit dem unter gleichen nervösen Störungen leidenden, aber im Interesse seiner baldigen Wiederherstellung die Kurvorschriften eifrig befolgenden Selbstzahler, leichter die natürliche Einstellung zu den notwendigen Bindungen der Heilstätte, und in gemeinsamer Übung der Kräfte lernt er den Wert der Arbeit für Körper und Gemüt schätzen. Dabei ist es nicht ohne Bedeutung, wenn der Ertrag dieser Arbeit, die ja nicht des Lohnes wegen, sondern zur Förderung der Gesundung geleistet wird, nicht einer Privatperson oder Versicherungsbehörde, sondern der Allgemeinheit zugute kommt, wie das in gemeinnützigen Anstalten für jeden ersichtlich ist. — Schließlich sind für die Heilstätte die besonderen Einrichtungen zu fordern, welche alle Möglichkeiten der Behandlung zwischen vollkommener Ruhestellung und intensiver Arbeitsbehandlung erlauben, dazu neben psychotherapeutisch erfahrenen Ärzten ein nicht nur technisch geschultes, sondern auch dem Verkehr mit Nervenkranken seelisch gewachsenes Personal. Wie durch Sondereinrichtungen, vor allem durch Angliederung von Arbeitsheimen landwirtschaftlicher und handwerksmäßiger Art die Wirksamkeit der Heilstätten vertieft werden kann, soll hier nicht ausgeführt werden. Wichtig ist zur Sicherung des Dauererfolges, wie ja schon zur besseren Erfassung der Anstaltsbedürftigen, engste Zusammenarbeit mit den praktischen Ärzten und den Organen der öffentlichen und privaten Fürsorge.

Je mehr sich die Heilstätten diesen Grundforderungen anpassen, um so bessere Erfolge werden sie aufweisen; das gilt besonders für die aus den Irrenanstalten sich entwickelnden. Wenn diese über den Kreis der Psychotischen im strengeren Sinne wirken wollen, werden sie nach Möglichkeit die äußeren Beziehungen zur Stammanstalt lockern müssen. Die Frage, ob mit oder ohne Anschluß an die Irrenanstalt, ist so alt, wie die Heilstättenbewegung überhaupt, ihre verschiedene Beantwortung hat dieser geschadet. Im Interesse der Anstalt liegt die gleichzeitige Fürsorge für Nichtgeisteskranke, weil dadurch die Scheu vor dem Irrenhause gemildert wird, andererseits ist für viele Nervenkranke die enge Nachbarschaft mit Geisteskranken nicht erwünscht, auch der Betrieb in einer Irrenanstalt wesentlich anders eingestellt, als in einer Nervenheilstätte. Schließlich hängt der Erfolg im Einzelfalle von der individuellen Anpassungsfähigkeit an den geschilderten Idealtypus ab, eine davon stark abweichende, wenn auch rel. selbständige Heilstätte wird weniger leisten, als eine sich ihr nähernde, auch wenn sie im gewissen Zusammenhange mit einer Irrenanstalt steht. Bei der wirtschaftlichen Not der Zeit ist es jedenfalls dankbar zu begrüßen, wenn Staat und Kommunen mit rel. geringen Aufwendungen in dieser Weise die Fürsorge für Nervenkranke fördern. Jedoch wäre es falsch, sich damit zu begnügen und auf die Neugründung gemeinnütziger Volksnervenheilstätten überhaupt zu verzichten. Die Aussichten hierauf sind durchaus nicht so ungünstig, wie es im Hinblick auf die allgemeine trostlose Finanzlage vielen erscheinen mag. Denn die Körperschaften, die heute für solche Zwecke über Geldmittel verfügen, die Versicherungsanstalten, Berufsgenossenschaften und Krankenkassen, dazu die Wohlfahrtsämter, haben ein erhebliches Interesse daran, daß ihre Nervenkranken in größerer Zahl wieder wirtschaftlich leistungsfähig gemacht werden. Erweisen sich die Nervenheilstätten erfolgreich, so können sie in weiterem Ausmaße, als dies schon seit langem geschieht, hier auf Unterstützung rechnen. Diese Organe werden auch leicht zu überzeugen sein, daß das finanzielle Risiko geringer, und, was noch wichtiger ist, das therapeutische Ergebnis ein besseres ist, wenn sie nicht selbständig vorgehen, sich vielmehr auf geldliche Unterstützungen beschränken und einem Gemeinnützigen Vereine die Führung überlassen. Auf diesem Wege wird es hoffentlich den Kreisen, die z. Z. in verschiedenen Ländern Deutschlands derartige Neugründungen vorbereiten, rascher gelingen, sich durchzusetzen. Zu wünschen ist dabei möglichste Einigkeit in der Zielsetzung, was bei früheren Versuchen dieser Art nicht genügend beachtet wurde, und von vornherein ein Zusammenschluß mit den schon bestehenden gemeinnützigen Instituten gleicher Art. Bemerkenswert ist, daß von Anfang an bis in die neueste Zeit das Ausland lebhaftes Interesse an den Deutschen Volksnervenheilstätten bezeugt hat. Sie bilden ein beachtenswertes Glied in dem Aufgabengebiet der psychischen Hygiene; wir dürfen erwarten, daß aus der heutigen Tagung des Deutschen Verbandes für psychische Hygiene der Bewegung für sie eine bedeutsame Förderung erwächst.

# Geschlossene und offene Fürsorge für Schwachsinnige und Epileptische (einschl. Hilfsschulwesen).

Von Obermedizinalrat Dr. **Ewald Meltzer**, Großbennersdorf.

Epileptische und Schwachsinnige sind kein gleichartiges Krankenmaterial in dem Sinne wie die heute in den ersten 6 Referaten ausführlich behandelten Geisteskranken. Die geschichtliche Entwicklung der Fürsorge für Epileptische und Schwachsinnige hat diese beiden Arten psychisch Kranker aber vielfach in dieselben Anstalten vorwiegend charitativer Gründung geführt. Daher erklärt sich ihre Zusammenfassung in dem mir obliegenden Referat; daraus resultiert aber auch die Schwierigkeit in der kurzen Zeit von 15 Minuten ein richtiges Übersichtsbild über die Fürsorge für beide zu geben.

Anstalten nur für Epileptiker haben wir in Deutschland zurzeit nur wenig. Von den größten öffentlichen Anstalten besitzt Wuhlgarten bei Berlin schon eine größere Abteilung für Geisteskranke, und die große sächs. staatl. Epilept. Anstalt Hochweitzschen befindet sich z. Z. in der Umwandlung in eine gemischte Anstalt, in die auch Geisteskranke aufgenommen werden. Ich möchte einer solchen Entwicklung der geschlossenen Epileptikerfürsorge das Wort reden. Denn Epileptiker sind Nervenkranke, die mit den Geisteskranken sehr viel mehr Verwandtes haben als mit den Schwachsinnigen. Wenn wir, wie schon hier und da, eine gut funktionierende Außenfürsorge haben, so ist zu hoffen, daß diese auch frische Fälle aufspüren und für ihre alsbaldige Unterbringung in sachgemäße ärztliche Behandlung Sorge tragen wird. Da Frühfälle eine günstigere Prognose bieten, da frische Erkrankungen noch nicht die ominöse Charakterentwicklung bieten, so werden diese Epileptiker auch nicht den störenden Einfluß auf die anderen Kranken haben, weswegen man sie früher gern in Sonderanstalten aufnahm.

Wenn so also der psychiatrischen Außenfürsorge besonders auch mit Hilfe der Beratungsstellen für Nervenkranke gelänge die beginnenden Fälle rasch in die zuständigen Heil- und Pflegeanstalten, die sich immer mehr zu klinischen Durchgangsstationen entwickeln sollen, zu bringen, so liegt m. E. der Vorteil für den Kranken, für die Allgemeinheit und für die Hebung des Ansehens der Anstalt auf der Hand.

Es werden auch dann noch eine ganze Reihe von Fällen ungünstig verlaufen. Als ich vom Vorstande unseres Verbandes um Erstattung dieses Referates ersucht wurde, habe ich sofort eine Umfrage bei den meisten größeren Anstalten, die Epileptiker aufnehmen, sowie bei den Behörden dieser Anstalten gehalten. Sie ergab, daß die Zahl der Geheilten und derjenigen, die in Außenfürsorge entlassen werden können, sofern es nämlich eine solche schon gab, nur recht gering ist. Ja recht viele setzten dazu, daß die Epileptiker, die geheilt sind, ja keiner Außenfürsorge bedürfen, die nichtgeheilten sich aber nicht dafür eignen. Es ist ja auch von vornherein klar, daß auch der in der Anstalt gebesserte Epileptiker im allgemeinen störender in der Familie sein kann als selbst manch ungeheilter Geisteskranker, und daß er infolge seiner Anfälle stark erwerbsbeschränkt ist. Deshalb ist es gut, daß wir in Deutschland so viele Anstalten charitativen Charakters haben, die sich dieser dauernd Geschädigten annehmen. Wenn sie dann hier, wie das oft der Fall ist, mit Schwachsinnigen zusammen in humaner Weise verpflegt, ärztlich beobachtet und behandelt und nach Maßgabe ihres Zustandes zweckmäßig beschäftigt werden, so halte ich diese geschlossene Fürsorge bei einem großen Teil der ungebesserten Epileptiker für richtiger als eine offene Fürsorge, die sich bei Epileptikern viel mehr als bei Geisteskranken auf sozial recht störende Vorkommnisse gefaßt machen muß.

Meine kurzen Ausführungen über die Fürsorge für Epileptische möchte ich dahin zusammenfassen, daß die psych. Außenfürsorge im Hinblick auf die seelische Hygiene unseres Volkslebens bedacht sein muß, die Frühfälle so rasch wie möglich in die denkbar beste ärztliche Behandlung, unter der ich natürlich auch die des prakt. Arztes, sofern er sich mit der Behandlung Nervenkranker ernstlich befaßt, verstehe, zwecks Heilung zu bringen. Die nachgehende Fürsorge ist natürlich auch für die geheilten und für die wenig störenden gebesserten Fälle wichtig, nicht nur wegen der hygienischen Gestaltung des Lebenslaufes, sondern auch wegen der Frage des Berufs- oder Arbeitswechsels bei evtl. Heirat und bei körperlichen Krankheiten.

Ungeheilte Fälle bleiben besser asyliert.

Ich wende mich im $^2/_3$ Rest meiner Sprechzeit zu den Schwachsinnigen, die m. E. schon wegen ihrer viel größeren Zahl, ihrer Unheilbarkeit und ihrer Rassengefährdung ein weit größeres soziologisches Interesse verdienen. *Gaupp* schätzte in seinem Vortrage in Kassel 1925 die Zahl der Schwachsinnigen auf 2—300000, die Zahl der Idioten auf 75000. Ich glaube, daß er ihre Zahl noch unterschätzt. Denn bedenken Sie, daß die Zahl der Hilfsschüler in Deutschland nach den Tabellen, die uns 1926 die Gesolei bot, 68000 betrug. Bedenken Sie, daß jedes Jahr ca. 10000 dieser Hilfsschüler aus ihren Schulen entlassen in das Leben hinaustreten, daß sie durch die moderne schulhygienische Fürsorge gekräftigt, durch Handarbeitsunterricht oft besser vorbereitet als der Normalvolksschüler den freien Wettbewerb zunächst wenigstens mit aufnehmen können, daß sie heiraten oder geheiratet werden, wieder Kinder bekommen, die meist wieder Hilfsschulkinder werden, und Sie werden mit mir die Größe der Aufgabe ermessen können, die hier der »psych. Hygiene« gestellt ist, um einerseits und in erster Linie das Interesse des Gesamtvolkes, andererseits aber auch die Belange der durch des Geschickes Mächte schuldlos Mißratenen zu wahren.

Der jetzige Stand der Fürsorge für die Schwachsinnigen in Deutschland ist durch die geschichtliche Entwicklung bestimmt. Als der Taumel, den der sonst recht verdiente Guggenbühl mit seiner Idee, den Schwachsinnigen heilen zu können, erzeugt hatte, bei der europäischen Ärzteschaft verflogen war, flaute auch das Interesse bei den deutschen Ärzten im allgemeinen ab. Um so mehr nahmen sich menschenfreundlich denkende Theologen und Pädagogen dieser Stiefkinder der Natur an. Es schossen allenthalben charitative Gründungen auf, die den Gedanken der Erziehung der Schwachsinnigen im Sinne Pestalozzis verwirklichten, der ihn ja lange vorher auch für Schwachsinnige schon in die Tat umgesetzt hatte. Das war eine mühselige und opfervolle selbstlose Arbeit. Ich stehe nicht an zu sagen, daß Deutschland dank dieser von humanitärer Seite ausgehenden Fürsorge die Not der Überflutung mit Schwachsinnigen noch gar nicht so sehr zu fühlen bekommen hat. Denn diese Anstalten sind, wie ich aus sehr vielen persönlichen Besichtigungen und sonstigen Berührungen weiß, nicht nur Erziehungsanstalten, sondern auch Asyle für die ganz Blöden, für die Viertel- und Halbkräfte, die man nicht zu den Eltern oder in das freie Erwerbsleben hinausgeben kann. Es ist bewundernswert, wie diese Anstalten, selbst in der bedrängten Nachkriegszeit, immer wieder Mittel sich zu erweitern gefunden und dadurch dem deutschen Volke so manche Sorge abgenommen haben.

Ich muß gestehen, daß ich vom rassebiologischen Standpunkt die Asylierung beim Schwachsinnigen für das zweckmäßigere halte als eine zu ausgebreitete Außenfürsorge. Die Asylierung wäre freilich am allernötigsten für die leichteren Fälle von Schwachsinn, also für diejenigen, bei denen in den Anstalten dank der meist recht guten Einrichtungen ein gutes Erziehungsergebnis erzielt worden ist.

Ich wüßte gegen eine Inflation durch solche schwachsinnige Volksgenossen, die uns ebenso droht wie Amerika, nur ein Mittel, das man in Amerika, besonders in Kalifornien, jetzt mit Erfolg anwendet: das ist die Sterilisierung der in der Erziehungsanstalt als bildungsfähig erwiesenen und erwerbsfähig und sozial gemachten Schwachsinnigen. Dann hat Heirat nichts Bedenkliches mehr, ist im Gegenteil erwünscht. Denn ein umfriedeter, womöglich psychiatrisch mitbefürsorgter Hausstand schützt den Schwachsinnigen vor Verfall in Dissozialität. In jener kalifornischen Anstalt Elridge, von der uns Popenoe berichtet, kehrt man sich auch nicht daran, ob es sich um einen ererbten oder erworbenen Schwachsinn handelt, sondern geht von der sehr vernünftigen Ansicht aus, daß keiner von beiden tauglich ist Kinder zu erziehen, und darum soll er auch keine zeugen. Wer nicht mitmacht, bleibt in der Anstalt.

M. D. u. H.! Dann hat eigentlich eine Außenfürsorge beim Schwachsinnigen erst rechten Sinn; dann kann man sie mit gutem Gewissen inszenieren, und dann erst wird man die Anstalten wirksam entlasten. Ich bin ein überzeugter Anhänger der psychiatrischen Außenfürsorge, ja ich habe sie seit der Inbetriebsetzung der Anstalt Großhennersdorf im Jahre 1911 mit dem Erfolge betrieben, daß ich die Anstalt, die schon 1912 voll belegt war, bis zum Jahre 1927 klein aber aufnahmefähig gehalten habe; ja die psychiatrische Außenfürsorge ist in den öffentlichen sächsischen Anstalten für Schwachsinnige fast so alt wie diese selbst; sie reicht bis in die Mitte des vorigen Jahrhunderts zurück; nur daß sie nicht von den Psychiatern, sondern von den Pädagogen, die die Erziehungsarbeit an den Schwachsinnigen geleitet hatten, in der Hauptsache besorgt wurde. Uns ist das System der »Beurlaubung auf Vorstufe der Entlassung«, wie wir sagten, längst bekannt, desgl. das System der Vertrauensmänner am Orte der Beurlaubung bzw. der Entlassung, der Stellenvermittlung, der Prämienerteilung für Handwerksmeister, des periodischen Besuches der bei solchen Untergebrachten, der Ausrüstung mit Handwerkszeug und anständiger Kleidung. M. D. u. H.! Dies ganze System ist über 50 Jahre bewährt. Es war daher nicht richtig, als vor einigen Jahren der sächs. Staat glaubte, der Ersparnis einiger Reisekosten halber diese Besuche bei den Entlassenen von den Bezirkspflegerinnen machen lassen zu können. Unser deutscher Verein für Erziehung, Unterricht und Pflege Geistesschwacher, dem ich seit 1907 angehöre, hat seit seinem mehr als 50jährigen Bestehen dieser offenen Fürsorge auf verschiedenen Tagungen seine besondere Aufmerksamkeit geschenkt, zuletzt im vorigen

Jahre in Kassel. Aber gerade dort habe ich als sein derzeitiger Vorsitzender den wunden Punkt berührt, der ihm anhaftet und der von Kolb selbst bei seiner Antwort auf den Einwand: »züchten wir nicht künstlich lebensuntüchtige Bewohner, die für die Allgemeinheit usw. nur eine Last sind?« als solcher anerkannt worden ist (S. 161 die offene Fürsorge). Ich möchte hier nicht unterlassen auch auf den Artikel Johannes Langes in dem 2. Heft 20. Bandes des Archivs für Rassen- und Gesellschaftsbiologie ausgegeben 15. III. 28 »die Frage der geistigen Entartung in ihrer Beziehung zur Irrenfürsorge« aufmerksam zu machen, der ganz mit meinen in Kassel geäußerten Bedenken übereinstimmt und zu dem gleichen Schlusse kommt: »es sind bei gewissen Schwachsinnszuständen fortpflanzungsverhindernde Maßnahmen ganz unbedingt vonnöten.«

M. D. u. H.! Darum wünschte ich, daß auch der junge Verband für »Psych. Hygiene« die Konsequenzen zöge und beim Reichstagsausschuß für Vorberatung des Strafgesetzentwurfes einen entsprechenden Antrag stellte. Die Vorschläge des Sächs. Landesgesundheitsamtes sind eine brauchbare Unterlage. Meine Umfrage bei den Anstalten, soweit sie ihre erwerbsfähig gemachten Schwachsinnigen entlassen, hat ganz dasselbe ergeben, was Koller, Hagen, Grotjahn und andere feststellten, daß die Schwachsinnigen heiraten und Kinder zeugen. Der normalbegabte Teil des Volkes muß sich also in Abwehrfront gegen die Minusvariante stellen. Erst mit der Rückendeckung der Unfruchtbarmachung können wir die sittlichen und religiösen Pflichten, die der starke und lebenstüchtige Mensch gegenüber dem schwachen und lebensuntüchtigen Bruder hat, wie Kolb an der vorhin genannten Stelle sehr schön sagt, mit den Pflichten gegen die seelische Gesundheit des Volkes in Einklang bringen.

Nun nur noch ein Wort über die Hilfsschulen!

Die Hilfsschule, 1868 auf sächsischem Boden entstanden, ist innerhalb der Volksschule eine mächtige Organisation geworden. Diese mir von der Hilfsschule in Hannover-Linden freundlichst geborgte Karte hier, die zum ersten Male in der Gesolei ausgestellt war, zeigt Ihnen die Verteilung der Hilfsschulen im Deutschland der Nachkriegszeit. Vor dem Kriege hatten nach dem heilpädagogischen Kalender schon 329 deutsche Orte solche Schulen oder wenigstens Schulklassen. Die Hilfsschullehrer hatten sehr bald erkannt, daß es bei ihrem Schülermaterial nicht nur darauf ankam, ihm einen für praktische Zwecke genügenden Wissenstoff zu vermitteln, sondern es auch charakterlich und manuell besser auszubilden als den Volksschüler. In den über den Hilfsschulen erbauten Hilfsberufsschulen vervollständigte man diese Ausbildung und trug so dazu bei, daß ein großer Prozentsatz im freien Erwerbsleben mit fortkam. Der Verband der Hilfsschulen, der schon lange ein eigenes, sehr gut redigiertes Verbandsorgan, die Hilfsschule, herausgibt, gliedert sich in zahlreiche Unterverbände, die außerordentlich viel zur Hebung psychopathologischen Wissens in der Hilfsschullehrerschaft aber auch in fürsorgerischer Erziehung für die ehemaligen Schüler getan haben. An oberster Stelle steht da der Erziehungs- und Fürsorgeverein in Berlin, der jetzt im März bereits auf ein 25 jähriges Wirken zurückblicken konnte. Was er bereits an Arbeitsstätten und Heimen in stiller Arbeit für die Schwachen geschaffen hat, zeigt am besten der Festbericht »25 Jahre Hilfsschulfürsorge«, erstattet von Rektor Gnerlich, Komm.-Verlag Wiegandt & Grieben Berlin W 36.

Es ergeben sich hier natürlich dieselben soziologischen Bedenken wie bei den aus den Anstalten Entlassenen; denn es ist aus der Literatur bekannt, daß es ganze Hilfsschulfamilien gibt. Der Psychiater sollte es daher nicht unterlassen, — am berufensten dazu wäre der Hilfsschularzt, der stets psychiatrisch vorgebildet sein sollte — die Hilfschullehrerschaft mit der Rassen- und Gesellschaftsbiologie bekannt zu machen. Das habe ich in dem Festvortrage bei jenem Jubiläum des Berliner Fürsorgevereins getan und habe gefordert, daß man ein Mittel wie die Sterilisierung, wenn sie auch nur ein negatives Kampfmittel ist, nicht vernachlässigen darf, daher propagieren muß, daß man andererseits vorläufig auf möglichste Asylierung und Befürsorgung bedacht sein sollte. Denn es muß salus populi suprema lex sein. Ich freue mich feststellen zu können, daß der Asylgedanke für die aus Hilfsschulen und Anstalten entlassenen Schwachsinnigen nicht in Berlin, sondern auch in Sachsen neuerdings wieder Fortschritte gemacht hat.

Psychiatrische offene Fürsorge würde selbst beim Vorhandensein eines Sterilisierungsgesetzes nicht überflüssig sein. Sie soll sich auch jetzt schon auf frühere Hilfsschüler, soweit sie von ihr erfaßt werden können, erstrecken. Am besten tritt sie, wie das ja auch hier und da schon geschehen ist, mit den Leitern der Hilfsschulen bzw. Hilfsklassen in Verbindung. Dort aber, wo schon heilpädagogische Fürsorgeanstalten und Außenfürsorge bestehen, respektiere man den Besitzstand und biete sich nur dann als Ratgeber an, wenn es an sachgemäßen psychiatrischem Rate gebricht.

Noch möchte ich einer Einrichtung gedenken, die mir bei meinen vielen Besichtigungen deutscher Schwachsinnigenanstalten nur einmal, nämlich in Rastenburg in Ostpr., vorgekommen ist. Es handelt sich hier um eine Provinzialanstalt, die genau wie andere öffentliche Anstalten jetzt nur in dem Maße aufnehmen als sie entlassen kann. Deswegen sind dort bei einem Anstaltsbestand von über 500 Köpfen 120 in Familienpflege und zwar meist bei

Landwirten in einem begrenzten Bezirke untergebracht, in dem sie von einem zentral gelegenen Gehöft leicht erreichbar sind. Dort wohnt ein Oberpfleger, der die Familienpfleglinge regelmäßig besucht und ihre Interessen den Arbeitgebern gegenüber vertritt. In diesem einfachen Gehöfte befindet sich Bad und Krankenstube, um stets auch den ärztlichen und hygienischen Anforderungen der Familienpfleglinge genügen zu können. Der Erfolg dieser Außenstation, die wohl Uchtspringer Muster nachgebildet ist, ist nach den Rastenburger Erfahrungen sehr gut. Auch in Uchtspringe soll sie demnächst wieder aufleben. Ich kann diese Art Außenfürsorge für Schwachsinnige sehr empfehlen, da sie natürlich weit besser als die jetzt übliche offene Fürsorge gestattet, den Schwachsinnigen im Auge zu behalten und von folgenreichen Schritten abzuhalten.

# Fürsorge für jugendliche Psychopathen einschließlich der Fürsorgeerziehung.

Von Obermedizinalrat Professor Dr. **Adalbert Gregor**, Flehingen i. Baden.

Die Entwicklung der modernen Fürsorgeerziehung hat in den letzten Jahren dem Psychiater ein weites Betätigungsfeld eröffnet. Die ihm hier gestellten Aufgaben fallen, wie ich in Heft 3 dieser Zeitschrift entwickelt habe, wesentlich in den Bereich der psychischen Hygiene. An dieser Stelle kommt es mir wesentlich darauf an, die Punkte aufzuzeigen, an denen die Kraft des psychiatrischen Facharztes einzusetzen hat.

In erster Linie ist die psychiatrisch geleitete Beobachtungsstation zu nennen, an der sämtliche Fälle, für die Anstaltserziehung in Frage kommt, psychiatrisch zu untersuchen sind, um Jugendämter und Amtsgerichte über den weiteren Gang der Fürsorgeerziehung zu beraten. Das hier aufgestellte Prinzip erscheint heute noch nirgends im vollen Umfange durchgeführt, man begnügt sich vielmehr damit, bloß jene Fälle der psychiatrischen Beobachtung zuzuführen, welche den Behörden als schwierig oder kritisch erscheinen. Der Fehler liegt hier darin, daß die Auswahl, die bekanntlich bei einem von abnormen Elementen stark durchsetzten Materiale keine leichte ist, psychiatrischen Laien überlassen bleibt.

Der psychiatrischen Beobachtungsstation fällt naturgemäß die Aufgabe der wissenschaftlichen Forschung auf dem Gebiete der Verwahrlosung zu. Eine kürzlich von mir durchgeführte, in der Zft. f. Kinderforschung[1]) veröffentlichte Bearbeitung von mehr als 100 Fällen hat u. a. eine unerwartet starke Beteiligung von Milieufaktoren, namentlich aber auch des seelischen Konfliktes ergeben. Stets kam die Hilfe erst relativ spät; sie war auf dem Gebiete der psychischen Hygiene gelegen. Das Studium dieser Fälle hat mich zu der Überzeugung geführt, daß in der Zukunft die heute bestehenden Fürsorgeerziehungsanstalten auf eine wesentlich kleinere Zahl zurückgehen dürften, die unter psychiatrischer Leitung

---

[1]) *Gregor,* Die psychische Struktur Verwahrloster auf verschiedenen Altersstufen. Zfb. f. Kind.-Forsch. Bd. 35. Heft 1. 1929.

sich vorwiegend der Erziehung von Anlagefällen widmen werden, während die Milieufälle in der offenen Fürsorge ihre Erledigung finden können, worauf wir später noch eingehen wollen.

Die erwähnten Beobachtungsstationen sind im Zusammenhang mit psychiatrisch geleiteten Erziehungsanstalten zu denken, denn nur solche verfügen über jene Mittel, deren eine exakte Beobachtung bedarf. Ich denke hier namentlich an Werkstätten, die meist allein bei Psychopathen eine bestimmtere Lösung der Berufsfrage ermöglichen. In der Beobachtungszeit kommt es nicht bloß auf eine Diagnosenstellung, sondern auch auf ein Urteil über die Erziehungsfähigkeit an, die natürlich am besten in der Weise zu prüfen ist, daß im Rahmen der Erziehungsanstalt Erziehungsversuche vorgenommen werden. Scheiden somit Beobachtungsabteilungen als Anhang von Irrenanstalten und Kliniken prinzipiell darum aus, weil sie der Aufgabe nicht im vollen Umfang genügen können, so behalten derartige Einrichtungen doch ihre Berechtigung für einen kleineren Teil von Zöglingen, bei denen die besondere psychische Anomalie die klinischen Fragen vor die pädagogischen stellt.

Da heute die Mehrzahl der Fürsorgezöglinge vor ihrer Zuweisung nach den Erziehungsanstalten nicht durch die Hände des Psychiaters geht, so fällt ihm vielfach als Landespsychiater die Aufgabe zu, die Anstalten fachärztlich zu beraten. Außer speziell psychiatrischen Indikationen sind es hier namentlich Fragen der psychischen Hygiene, denen er in den Anstalten sich zu widmen hat. Durch Einstellung der Aufmerksamkeit von Lehrern und Erziehern auf dieses Gebiet und durch Unterweisung des Personales über elementare Forderungen der psychischen Hygiene wird er hier den Interessen abnormer Fürsorgezöglinge am besten dienen können.

In der offenen Fürsorge sind es die heilpädagogischen oder Elternberatungsstellen, welche an vielen Orten seit Kriegsende begründet, eine segensreiche Wirkung entfalten und durch rechtzeitige Erkennung und Beseitigung von Erziehungsfehlern der Entwicklung von Verwahrlosung vorbeugen. Ich habe 1922 den Begriff aktive Pädagogik für die Erziehungsanstalten aufgestellt und muß jetzt auch dem aktiven Vorgehen in der heilpädagogischen Beratung das Wort reden. Ich sehe darin die Aufgabe, sich nicht mit Diagnosen- und Indikationsstellung zu begnügen, sondern durch geeignete Hilfskräfte den Kindern in Schule und Haus nachzugehen, sie unter der Form von Spielnachmittagen heranzuziehen, und so in unauffälligerweise Konfliktstoff zu beseitigen und Erziehungsfehler zu korrigieren. Auch die Beratungsstellen können ihrer Aufgabe in vollem Umfang nur dann genügen, wenn ihre Leitung einem psychiatrischen Facharzt anvertraut wird, der sich seine Mitarbeiter aus Lehrer- und Erzieherkreisen heranzieht und ihnen eine Schulung in psychischer Hygiene zukommen läßt.

Es ist hier wiederholt vom Facharzte die Rede gewesen. Ich verstehe darunter einen Psychiater, der über ausreichende pädagogische Erfahrung verfügt. Nach den Ausführungen von *Simon* hat eine moderne Heilanstalt bereits in so weitem Umfange pädagogische Aufgaben zu lösen, daß ein hier vorgebildeter Psychiater in relativ kurzer Zeit sich auch heilpädagogische Erfahrung in praktischer Tätigkeit an einer Erziehungsanstalt wird aneignen können.

# Die Fürsorge für sittlich Gefährdete.

Von Dr. Werner Villinger, leitendem Oberarzt der Jugendbehörde (Landesjugendamt) Hamburg.

Die Fürsorge für sittlich Gefährdete ist in hohem Maße ein Problem der geistigen Hygiene und des praktischen sozial-psychiatrischen Handelns.

Dieser Satz dürfte nur da auf Widerspruch stoßen, wo man sich in extrem einseitigen Anschauungen über die Frage der sittlichen Gefährdung bewegt. Solche hat es allerdings immer gegeben. Soweit man historisch die Einstellung der Mitmenschen zu den Prostituierten — und diese bildeten ja von jeher das Gros und das Kernstück der sittlich Gefährdeten — zurückverfolgt: immer wieder begegnet man zwei Betrachtungsweisen, die scharf auseinandergehen, und von denen bald die eine, bald die andere die Vorherrschaft und damit die Macht gewann, ihre Theorie in die Praxis umzusetzen.

Auf der einen Seite sah man in den Prostituierten nichts als die Mensch gewordene Verworfenheit und Lasterhaftigkeit, und bemühte sich, ihrer Frivolität und ihrer Gefährlichkeit für die Männerwelt mit allen Mitteln des Strafvollzuges beizukommen. Von der Kasernierung, Einsperrung, Auspeitschung bis zur Hinrichtung ist alles versucht worden, ohne daß es je gelang, sie auf diesem Wege in wesentlichem Umfange zu unterdrücken. Dieser Richtung gehörten die Männer des Gesetzes, der Polizei, der Staatsgewalt, ganz allgemein die Männer überhaupt an; und ihre letzten medizinischen Ausläufer finden wir in manchen rein körperärztlich denkenden Dermatologen wieder, die, mit von ihrem Standpunkt aus recht stichhaltigen Gründen, die Anwendung polizeilicher und seuchenhygienischer Ausnahmemaßregeln als wichtigste und heilkräftigste Waffe gegen dieses Volksübel betrachten.

Auf der anderen Seite standen die Philanthropen weltlicher oder religiöser Färbung und in neuerer Zeit ganz besonders der Sozialismus und die Frauenbewegung. Für sie bedeutete die sittliche Gefährdung der Mädchen und Frauen in erster Linie die Folge ungünstiger äußerer Umstände. Dabei wurde das ursächliche Moment je nachdem mehr in der männlichen Begehrlichkeit (sogenannte »doppelte Moral«) oder in der wirtschaftlichen, gesellschaftlichen und beruflichen Abhängigkeit der Frau oder in der kapitalistischen Wirtschaftsstruktur oder in der mangelnden Religiosität unserer Zeit gesucht. Als Heilmittel empfahl man dementsprechend Religion, Nächstenliebe, Emanzipation der Frau, weibliche Fürsorge und Abschaffung des Kapitalismus und jeden Zwanges. Soweit die Geschichte der Prostitution sich überblicken läßt, ist auch auf diesem Wege ein befriedigendes Ergebnis bisher nie erreicht worden.

In ihren schroffsten Ausprägungen standen sich die beiden Richtungen wie Polizeiknüppel und Sentimentalität gegenüber und befehdeten sich aufs heftigste, beide mit Argumenten weltanschaulicher und empirischer Art, die, cum grano salis genommen, richtig waren.

Diese äußersten Pole scheinen heute sich zu einer mittleren gemeinsamen Auffassung durchringen zu wollen, nachdem ein neuer Gesichtspunkt in dieses Fragengebiet hineingetragen worden ist: der psychiatrisch-psychologisch-heilpädagogische.

Allerdings ist »sittliche Gefährdung« kein medizinischer Begriff, denn er gründet sich auf ethische Wertungen und läßt sich nicht ohne weiteres biologisch fassen. Untersuchen wir aber als Ärzte die von Ethikern, Theologen, Pädagogen und Juristen sogenannten »sittlich«, d. h. in engerem Sinn sexuell, Gefährdeten einzeln, so sehen wir, — ganz abgesehen von der etwaigen venerischen Erkrankung —, daß ein auffallend großer Bruchteil von ihnen starke Abweichungen von der psychischen Norm aufweist. Und zwar seelische Anomalien teils angeborener Art, wie Schwachsinn aller Grade, Psychopathie, alle Kombinationsformen von Schwachsinn und Psychopathie, Epilepsie, Hebephrenie bzw. Schizophrenie und Defekte nach Schüben dieser Krankheit, manisch-depressives Irresein und hereditäre Lues, teils solche, die erst erworben wurden (allerdings teilweise wieder konstitutionell unterbaut sind), wie Neurosen, zu denen ich hier ähnlich wie Cimbal einen großen Teil der Verwahrlosungsfälle, als psychische, vorwiegend exogen bedingte, Fehlentwicklungen rechne, ferner Charakterveränderungen nach Encephalitis epidemica, chronischem Alkoholismus, Paralyse bzw. Lues cerebri.

*Bonhöffer* und *Stelzner* fanden bei ihrem Prostituiertenmaterial rund 70% psychisch Abnorme, *Möller* und *Sichel* etwa ebensoviel, *Kurt Schneider* gibt keine bestimmten Zahlen an, der Prozentsatz bei seinen Fällen dürfte aber nicht viel niedriger liegen. Ähnliche Ziffern würden wir bei der Auszählung unserer

»sittlich gefährdeten« Fürsorgezöglinge in Hamburg auch bekommen, wenn alle psychiatrisch erfaßt würden; soweit sie untersucht wurden, liegen die Zahlen beträchtlich höher, was davon herrührt, daß einstweilen nur die gröbsten Fälle, bei denen auch der Laie einen psychischen Defekt bemerkt oder vermutet, der psychiatrischen Untersuchung zugeführt wurden.

Es ist klar, daß nur ein bestimmter Teil derjenigen abnormen Persönlichkeiten, die die oben genannten psychischen Anomalien bzw. Störungen aufweisen, sexuell entgleisen oder gar der Prostitution verfallen. Wohl sind alle diese Menschen chronisch oder zeitweise erhöht gefährdet, aber ein großer Teil vermag sich doch leidlich den Forderungen des Gemeinschaftslebens, auch den sexualethischen, anzupassen. Das heißt also mit anderen Worten: So wie nur ein Teil der potentiellen Neurotiker an Neurosen erkrankt, werden nicht alle sexuell Gefährdeten in die Prostitution abgleiten. Es muß dazu die psychische Anomalie entweder eine ganz besondere Qualität, bzw. Kombination aufweisen oder eine ganz besondere Höhe erreichen, oder aber, — und das gilt für einen sehr großen Teil der Fälle —, die Umweltbedingungen, genauer gesagt, die Wechselwirkungen zwischen seelischer Eigenart und gegebenem Milieu und Schicksal, bringen erst jenen Grad von sozialer Unanpaßbarkeit hervor, der sie in Prostitution versinken läßt. Es ist also hier eine konditionale Betrachtungsweise am Platz.

Es wäre demnach verkehrt, die Dirnen nur als angeboren entartet auffassen zu wollen. Die mannigfaltige und oft recht verwickelte Rolle der exogenen Faktoren — vor allem früher Kindheitserlebnisse, verkehrter Erziehung, ungünstiger Vorbilder, schlechten Umgangs, mitunter auch rein oder vorwiegend exogen bedingter Neurosen — darf keineswegs übersehen werden. Doch kommt der wirtschaftlichen Not allein nach übereinstimmender Ansicht aller Sachkenner verhältnismäßig selten eine ursächliche Bedeutung zu. Man darf einem so kritischen Bearbeiter wie *Kurt Schneider* unbedingt beitreten, wenn er meint, daß man schließlich einen solchen Fall der Entstehung der Prostitution aus Armut und Not »konstruieren« könne — seine mit äußerster Vorsicht zusammengetragenen Lebensläufe von 70 Prostituierten in Köln ergeben keinen solchen Fall —, und wenn er abschließend bemerkt: »daß aus solchen Nothandlungen eine gewerbsmäßige Dirne wird, ist nur dann denkbar, wenn die ganze Persönlichkeit dieser Lösung in übermächtiger Weise entgegenkommt.«

Vielleicht darf man das Ursachenverhältnis heute zusammenfassend so formulieren: Es gibt eine rein exogen bedingte Entgleisung in sittliche Verwahrlosung und Prostitution; in der Mehrheit der Fälle ist aber eine endogene Disposition der letzte ursächliche Faktor, an den sich dann eine ganze Kette äußerer Umstände und Einwirkungen, erworbener Bereitschaften und unmittelbar auslösender Reize anhängen, die alle in ihrer Art wichtig sind, aber an Wertigkeit doch wohl zurückstehen hinter der gegebenen psychischen Konstitution.

Bedeuten nun nicht die Forderungen der bisherigen (jetzt vielfach bekämpften, ja als überlebt abgetanen) Geschlechtsmoral vielleicht schon bedenkliche Reibungsflächen für den psychisch-nervös Vollgesunden und daher eine Gefahr für den psychisch Abnormen? Sind sie also etwa nicht ganz artgemäß, biologisch betrachtet schädlich?

Es fehlte und fehlt bekanntlich nicht an Stimmen, die diese Frage bejahen. Wir müssen aber sagen: jene Forderungen, die unter den heutigen Kulturbedingungen für die Erhaltung der Art und des Individuums sich als gleich dringlich erwiesen haben, können vom biologischen Standpunkt aus nicht als schädlich angesehen werden. Sexuelle Abstinenz bis zur vollen körperlichen Reife, Ablehnung der Prostitution, Erhaltung der Einehe: diese Trias bilden den Grundpfeiler der Sexualethik und, wie so vorsichtige und erfahrene medizinische Forscher wie Forel, von Dühring, Riecke u. a. versichern, zugleich denjenigen der Sexualhygiene. Ethik und Hygiene decken sich hier durchaus. Wir ziehen für unsere Betrachtung daraus den Schluß:

Sittliche Gefährdung im Sinne vorzeitiger Sexualisierung und der Neigung zu wahlloser Geschlechtsbetätigung gegen Entgelt bedeutet zugleich auch eine psychohygienische Bedrohung des Individuums und der Art. Dieses Ergebnis in Verbindung mit meinen Eingangsdarlegungen über die Pathopsychologie der Prostituierten, zu denen selbstverständlich die männlichen genau so zählen wie die weiblichen, zwingt zu der Folgerung, die ich meinen Ausführungen vorangestellt habe: daß nämlich Gefährdetenfürsorge in ganz besonderem Maße in den Aufgabenkreis der psychischen Hygiene und der Sozialpsychiatrie gehöre.

Damit ist dieser Fürsorgezweig herausgerückt aus dem Widerstreit der Meinungen und Weltanschauungen und dem Fachmann zugewiesen, der für die Erfassung, Sichtung und Behandlung psychisch schwieriger und abnormer Menschen die erforderliche spezifische Schulung und Erfahrung besitzt.

Soweit die Theorie; wie steht es aber in der Praxis?

Im großen und ganzen liegen die Verhältnisse kurz umrissen so: Die erwachsenen »sittlich Gefährdeten« werden von den Pflegeämtern, die Kinder und Jugendlichen bis zum 18. (evtl. 21.) Jahr von den Jugendämtern befürsorgt. Die Pflegeämter sind Adnexe der kommunalen oder staatlichen Polizeibehörden. Außerdem aber wirken auch charitative Organisationen mit und zwar in den einzelnen Landesteilen in verschieden starkem Maße. In Westdeutschland z. B. ist der Einfluß der konfessionellen Liebestätigkeit stärker als die behördliche Gefährdetenfürsorge, in Berlin dürften sich beide Teile die Wage halten, in Norddeutschland überwiegt das staatlich-kommunale Fürsorgewesen.

Es ist schwer, sich in fremde Verhältnisse einen klaren Einblick zu verschaffen. Selbst *Gertrud Pappritz* muß in ihrem Buch über die Gefährdetenfürsorge bekennen, daß sie auf fremde Berichte angewiesen war, und daß diese Berichte sehr ungleichmäßig ausgefallen seien. Für die psychiatrische Mitwirkung auf diesem Gebiet bestehen vergleichende Erhebungen bisher noch nicht, sie dürften auch nur ein mageres Ergebnis zeitigen. Immerhin zeigen sich in den Großstädten erfreuliche Ansätze zu einer Wendung zum Besseren. Wie diese beschaffen sind, möge an dem uns hier am nächsten liegenden Beispiele Hamburgs mit ein paar Worten skizziert werden.

Ich greife drei bes. wichtige amtliche Einrichtungen heraus: Die weibliche Kriminalpolizei, das Pflegeamt und das Jugendamt.

Das Jugendamt allein besitzt einen hauptamtlichen Psychiater. Die Fülle der ihm zuströmenden Aufgaben ist aus dem Artikel »Fürsorge für psychisch abnorme Kinder und Jugendliche« in dem vom Gesundheitsamt Hamburg anläßlich dieser Tagung herausgegebenen Buch »Hygiene und Sozialhygiene in Hamburg« ersichtlich, auf das ich wegen Zeitmangels hier verweisen muß. Die dort niedergelegte außerordentlich vielseitige Beanspruchung der Dienststelle Jugendamtspsychiater hat es bisher unmöglich gemacht, alle dem Jugendamt zuströmenden Kinder und Jugendlichen (im Jahre 3000—5000 Aufnahmen) psychiatrisch zu untersuchen. Die Auswahl der dem Psychiater vorzustellenden Fälle wurde daher von Nichtärzten vorgenommen, die sich zwar nach Kräften bemühten, das Richtige zu treffen, aber doch gelegentlich, sei es durch ein Zuviel oder öfter noch durch ein Zuwenig, daneben greifen mußten, um so mehr, je ferner die auswählende Persönlichkeit der modernen Psychiatrie und Psychotherapie stand. Dabei stellte sich manchmal eine eigenartige Scheu vor dem Psychiater heraus, die mitunter selbst in schwierigen und ganz offensichtlich in sein Arbeitsgebiet gehörigen Fällen zu einer bewußten Umgehung seiner Mitarbeit führte. Da diese Scheu offenbar immer noch ziemlich weit verbreitet ist in der heutigen Gefährdetenfürsorge, so muß, um ihr wirksam begegnen zu können von psychiatrischer Seite, nach einer Erklärung gesucht werden.

Diese liegt wohl in erster Linie in der Psychologie mancher weiblicher und männlicher Fürsorgeorgane. Je jünger sie, sei es dem Lebensalter oder inneren Entwicklung nach, sind, desto mehr geht ihr Streben nach werktätiger Befürsorgung gerade der schwierigsten Fälle, und mit einem unerschütterlichen, durch Erfahrung wenig beeinflußten und oft auch kaum beeinflußbaren, naiv-fröhlichen Optimismus stürzt man sich gerade auf die Sexualfälle, mit denen man aus eigener Kraft allein am besten fertig zu werden glaubt. Bei manchen spielt auch gelegentlich der Gedanke herein, die psychiatrische Untersuchung müßte in dem Untersuchten entweder das Gefühl der Minderwertigkeit oder das des Interessantseins, bzw. des unbedingten Schutzes durch § 51 des St. G. B. oder § 3 des J. G. B. erwecken. Und bei den pädagogisch und psychologisch irgendwie Vorgebildeten kommt vielfach noch die alte Rivalität der Fakultäten und die bekannte Freude an der Kompetenzüberschreitung und am Spaziergang in des Nachbars Garten hinzu. Andererseits müssen wir Psychiater auch reumütig an unsere Brust schlagen. Denn wir haben — teils aus »rein wissenschaftlicher« Einstellung, teils aus Mangel an sozialpsychologischem Empfinden — durch Außerachtlassung psychologisch-heilpädagogischer Kautelen gelegentlich doch wohl Grund dazu gegeben, daß die Fürsorge einen Bogen um uns machte.

Planvolle psychiatrische Aufklärungsarbeit, die sich in Zukunft auf den gesamten Nachwuchs aller Sozialbehörden und aller in Jugend- und Wohlfahrtspflege mittätigen Organisationen erstrecken muß, ist ebenso nötig, wie die entsprechende Umstellung der Psychiater, um einer erfolgreichen Mitwirkung des Seelenarztes in der Gefährdetenfürsorge die Wege zu ebnen.

Beim Pflegeamt und der weiblichen Kriminalpolizei liegen die Dinge bezüglich der Auswahl der dem Psychiater vorzustellenden Fälle ähnlich wie beim Jugendamt; dagegen besitzen beide Stellen weder einen haupt- noch nebenamtlichen Psychiater. Das Pflegeamt läßt seine wegen Geschlechtskrankheit in die Krankenhäuser verlegten Fälle dort psychiatrisch untersuchen, falls sehr dringende Anzeichen dafür vorzuliegen scheinen. Die weibliche Kriminalpolizei, die es vorwiegend mit Inzest bei Kindern und Jugendlichen zu tun hat, wendet sich unmittelbar oder über das Jugendgericht an den Jugendamtspsychiater.

Von einer nur ausreichenden oder gar vollständigen psychiatrischen Erfassung kann demnach bei allen diesen Einrichtungen nicht die Rede sein.

Eine wirksame psychiatrische Mitarbeit ist aber keineswegs nur aus den eingangs dargelegten Gründen dringend erforderlich. Es ist vielmehr in allerletzter Zeit ein neuer, sehr wichtiger Tatbestand dazugetreten.

Mit der Einführung des Geschlechtskrankheitenbekämpfungsgesetzes vom 1. X. 27 befinden wir uns gesetzlich den sittlich Gefährdeten, bzw. den Prostituierten gegenüber in einer völlig veränderten Lage. Wenn man den neuen Zustand, den das Gesetz gebracht hat, in einen Satz zusammendrängen darf, so lautet dieser: Anstelle der bisherigen polizeilichen Bekämpfung der Prostitution ist die hygienische Überwachung und Befürsorgung der Geschlechtskranken getreten. Die bisherigen Methoden der Bekämpfung der Prostitution und der aus ihr entstehenden Schäden sind also mit einem Schlage abgeschafft; statt ihrer gibt es nunmehr nur noch gesundheitsfürsorgerische Maßnahmen, deren Durchführung in die Hände der Gesundheitsbehörde und der Gefährdetenfürsorge gelegt ist.

Das dürfte einen gewaltigen Fortschritt bedeuten. Es kann aber auch, und darauf hat bereits kürzlich die Generalsekretärin Zillken des katholischen Fürsorgevereins in Dortmund hingewiesen, zu einem Fiasko und einem Unglück für unser Volk werden. Wenn von der Seite der Fürsorge, die der bisherigen polizeilichen Prostitutionsbekämpfung völlig abgeneigt war, und noch dazu von weiblich-fürsorgerischer Seite, die bekanntlich in verstärktem Maße die bisherigen Mittel ablehnte, ja, verabscheute, eine solche Besorgnis ausgesprochen wird, nachdem durch die Einführung des neuen Gesetzes alle ihre Wünsche in weitgehendem Maße erfüllt zu sein scheinen, so ist das ein Grund, sie doppelt ernst zu nehmen.

Zillkens Sorgen sind denn auch von unserem Standpunkt aus nicht ganz ungerechtfertigt. Sie verspricht sich von dem neuen Gesetz nur dann Vorteile für das Wolkswohl, wenn die Voraussetzungen für seine richtige Durchführung gegeben sind. Dazu erscheinen ihr erforderlich:

1. gutarbeitende Gesundheitsbehörden,
2. eine leistungsfähige Gefährdetenfürsorge,
3. eine gute Zusammenarbeit zwischen beiden, »weil die Gesundheitsbehörde viele erfaßt, die auch sittlich gefährdet sind, oder die andere gefährden, und die jetzt von keiner anderen Stelle mehr erfaßt werden».

Wir fügen ergänzend vom psychiatrischen Standpunkt hinzu: Gefährdetenfürsorge und Gesundheitsbehörde bedürfen für die Durchführung dieser neuen verantwortungsvollen Aufgaben der psychiatrischen Mitwirkung. Hygiene umfaßt den Menschen in seiner leibseelischen Ganzheit. Gesundheitsfürsorge darf sich gerade hier nicht einseitig auf das körperliche Wohl, Gefährdetenfürsorge nicht nur auf die ethisch-pädagogische und etwa noch wirtschaftliche Einwirkung beschränken. Beide müssen vielmehr sich dessen bewußt sein, daß man hier bei den Symptomen hängen bleibt, wenn man nicht nach den letzten psychischen und psychopathologischen Gründen forscht, aus denen die sittliche Gefährdung, bzw. Verwahrlosung hervorgewachsen ist. Beide müssen sich darüber klar werden, daß ihre Behandlungsmethoden vielfach unwirksam bleiben, wenn nicht psychische Analyse, psychiatrische Diagnose, Psychotherapie und Heilpädagogik die Vorbedingungen für einen neuen Lebensaufbau schaffen, oder die sichtende Hand des Psychiaters die psychisch Schwerabnormen oder Geisteskranken — und darum praktisch Unheilbaren — aus dem Gemeinschaftsleben herausnimmt und, zeitweise oder dauernd, in geschlossene Fürsorge überführt.

Zur vollen Auswirkung wird allerdings die psychiatrische Mitarbeit auf diesem Gebiete erst dann kommen, wenn wir das in Vorbereitung befindliche Bewahrungsgesetz erhalten haben werden. Aber selbst, wenn wir dieses Gesetz nie bekommen sollten, besteht, wie ich allerdings in der kurzen mir zur Verfügung stehenden Zeit nur flüchtig begründen konnte, Anlaß genug für die Forderung:

Geistige Hygiene hinein in die Gefährdetenfürsorge!

# Über Trinkerfürsorge [1]).

Von Prof. Dr. h. c. **I. Gonser**, Berlin.

Mit der ständigen Zunahme von Herstellung und Verbrauch geistiger Getränke in Deutschland steigen auch die bekannten Begleit- und Folgeerscheinungen des Alkoholmißbrauchs — auf der gesundheitlichen, wirtschaftlichen und sittlichen Linie — im Einzelleben und im Volksleben, wie dies aus Irrenanstalten und Krankenhäusern, aus Landesversicherungsanstalten und Krankenkassen, aus Wohlfahrtsämtern und Polizeiverwaltungen, aus Trinkerfürsorgestellen und Trinkerheilstätten übereinstimmend berichtet wird.

Aus diesen Schädigungen greifen wir die Erkrankungen heraus.

Nach dem Statistischen Jahrbuch für das Deutsche Reich 1928 (S. 490 und 493) wurden Erkrankte an Alkoholismus und Säuferwahnsinn aufgenommen (in Klammern immer, wieviel davon weibliche Kranke)

in den allgemeinen Krankenhäusern im Deutschen Reich:

1923: 2343 (279), 1924: 3855 (416), 1925: 4820 (519), 1926: 5258 (548),

verpflegt in den deutschen Anstalten für Geisteskranke, Epileptiker, Idioten, Schwachsinnige und Nervenkranke:

1923: 5607 (395), 1924: 7385 (547), 1925: 10170 (721), 1926: 11972 (791).

Neben die allgemeinen Zahlen noch eine Zahlenreihe aus den Badischen Heil- und Pflegeanstalten: in diesen wurden Geisteskranke, bei denen Alkoholmißbrauch die Ursache ihrer Erkrankung war, aufgenommen (Männer und Frauen zusammen):

1923: 232, 1924: 357, 1925: 576, 1926: 614, 1927: 649.

Noch einige Zahlenreihen aus Trinkerfürsorgestellen: Trinker wurden neuangemeldet

in der Trinkerfürsorge des Wohlfahrtsamts Hamburg 1923 bis 1927:

379 — 604 — 918 — 1050 — 1172,

---

[1]) Referent war am Erscheinen verhindert.

in der Trinkerfürsorgestelle Königsberg 1923 bis 1925:
177 — 313 — 530,
in der Trinkerfürsorgestelle Nürnberg 1923 bis 1927:
160 — 284 — 468 — 523 — 452.

Außer in den Krankenhäusern und Irrenanstalten tauchen viele Trinker auf in Strafanstalten und in den Armenverwaltungen; viele bleiben der weiteren Öffentlichkeit, auch den Behörden, verborgen.

Alle diese Trinker sind sich selbst, ihrer Umgebung und der Öffentlichkeit eine Last und Gefahr: sie sind unglücklich, weil sie mit schwindender körperlicher und sittlicher Kraft das Vertrauen zu sich selbst, die Hoffnung auf bessere Zeiten verloren haben, und weil sie sich von ihren Mitmenschen, auch von ihren Angehörigen und früheren Freunden verachtet und verstoßen fühlen. Sie machen andere unglücklich, sie erzeugen eine minderwertige Nachkommenschaft, sie gefährden ihre Mitmenschen (alkoholische Verbrecher), sie ziehen andere in den Sumpf, in dem sie selbst leben und leiden. Sie belasten die öffentlichen Kassen (der Gemeinden, des Staats, der Versicherungsorgane usw.). Sie entziehen, weil nicht mehr oder nicht mehr voll arbeitsfähig, der Gesamtheit produktive Kräfte. Sie schaffen einen günstigen Nährboden, auf dem die anderen großen Volksseuchen (insbesondere die Geschlechtskrankheiten und die Tuberkulose) ihr zerstörendes Werk treiben können.

In den Kriegs- und Nachkriegsjahren war — unter der Wirkung der damaligen scharfen gesetzlichen Einschränkung der Alkoholherstellung — die Zahl der Alkoholkranken bis nahe an den Nullpunkt gesunken. Die Trinkerfürsorgestellen hatten nichts mehr, jedenfalls sehr wenig mehr zu tun. Das ist jetzt wieder völlig anders geworden. Die Zahlen der Alkoholkranken nähern sich den Zahlen der Vorkriegszeit. Die alten Trinkerfürsorgestellen, soweit sie durch die unruhigen Jahre hindurch gehalten werden konnten, sind wieder vor große und schwierige Aufgaben gestellt, die stetig steigen. Neue Trinkerfürsorgestellen müssen allerorts geschaffen werden.

Was verstehen wir in den folgenden Darlegungen unter »Trinkerfürsorge«?

Nicht die Fürsorge eines einzelnen Vereins (etwa eines Trinkerrettungsvereins), eines einzelnen Menschen in amtlicher oder freier Tätigkeit (etwa eines beamteten Arztes oder eines Geistlichen). Diese Fürsorge wurde immer getrieben, solange es Trinker gab. Aber diese Fürsorge reichte eben nicht aus. Mancherlei Linien solcher Fürsorge führten hin zum Trinker, hinein in seine Familie. Aber diese Erziehungs- und Hilfsbemühungen gingen günstigenfalls nebeneinander her, sie gingen nicht selten gegeneinander (widersprechende Ratschläge, Einwirkungen und Eingriffe), jedenfalls oft durcheinander. Es fehlte die Ordnung, die feste Leitung, die einheitliche Zielstreckung, die Zusammenfassung der Kräfte für den einen Zweck, die Planwirtschaft.

Als der Deutsche Verein gegen den Alkoholismus im Jahre 1909 mit der Forderung der »Trinkerfürsorge« an die Öffentlichkeit trat, ging es um die »*organisierte* Trinkerfürsorge«. Die Träger derselben sollten die *Trinkerfürsorgestellen* sein.

Die vom Deutschen Verein von Anfang an durch alle die Jahre hindurch angestrebten und zu einem großen Teil eingerichteten Trinkerfürsorgestellen hatten einen eigenen Ausschuß, in dem der Arzt (meist der beamtete Arzt), Vertreter der verschiedenen Konfessionen, der Krankenkassen, der Behörden, welche sei es mehr aktiv oder mehr passiv an der Arbeit interessiert sind, der Frauen-Vereine, vor allem aber Vertreter der verschiedenen am Ort tätigen Abstinenzvereine Sitz und Stimme hatten. In einer eigenen Geschäftsstelle hat die Arbeit ihren Mittelpunkt. Dort werden die Listen geführt, der Briefverkehr erledigt usw. Ein (wenn irgend möglich hauptberuflicher) Geschäftsführer, ein Trinkerfürsorger oder eine Trinkerfürsorgerin leitet die Arbeit, hält die Sprechstunden ab, regelt die Hausbesuche usw. Diesem Leiter stehen zur Seite eine möglichst große Zahl von Helfern und Helferinnen (am besten aus den Abstinenzvereinen und aus den Frauenvereinen). Die Finanzierung der Stelle erfolgt durch die Gemeinden, die Krankenkassen und Landesversicherungsanstalten, einzelne Geldgeber usw.

Die Rufe des Deutschen Vereins g. d. A., solche Trinkerfürsorgestellen allüberall zu schaffen, fanden ein vielseitiges Echo, da die Notwendigkeit überall empfunden wurde. Die erste Konferenz für Trinkerfürsorge, welche der Verein im Jahre 1909 in Berlin einberief [2]), führte zu einmütigen Ergebnissen. Die jährlichen Konferenzen waren Treffpunkte der Interessenten und brachten eine weitgehende Übereinstimmung über die bestmöglichen Erziehungsmethoden, Fürsorgemaßnahmen usw. Lehrgänge für Trinkerfürsorger und Trinkerfürsorgerinnen wurden eingerichtet. Die »Blätter für praktische Trinkerfürsorge« trugen die Gedanken hinein in die Gemeindeverwaltungen, in die Kreise der Sozialversicherung, in die Reihen der Ärzte und Geistlichen usw. Die Geschäftsstelle und der Verlag des Vereins stellten auch die übrigen Drucksachen für die Arbeit (insbesondere den Normalfragebogen für die einzelnen Fürsorgestellen) bereit. In rascher Reihenfolge

---

[2]) Der Bericht über diese Konferenz, wie die Berichte über die folgenden Konferenzen mit bleibend wertvollem Inhalt sind erschienen im Verlag »Auf der Wacht«, Berlin-Dahlem.

wurden Trinkerfürsorgestellen gegründet. Vor Kriegsausbruch zählte man in Deutschland etwa 220 Trinkerfürsorgestellen.

Der Deutsche Verein g. d. A. war besonders geeignet, diese Plattform zu schlagen: er hatte zumeist bereits die Beziehungen zu den behördlichen Stellen, deren Mitarbeit erforderlich war (Wohlfahrtsamt, Arbeitsnachweis, Vormundschaftsgericht, Krankenhäuser, Strafanstalten), ebenso zu den Krankenkassen und Landesversicherungsanstalten, die durch die Alkoholkranken stark belastet wurden und andererseits die erforderlichen Hilfsmaßnahmen trefflich unterstützen konnten, weiter zu den Organen der Kirchen, deren seelsorgerische Einwirkung gar nicht entbehrt werden konnte usw. Der Verein stand grundsätzlich und tatsächlich über den Konfessionen und Parteien und konnte deshalb die neutrale Grundlage am besten herstellen. Er konnte auch die verschiedenen Abstinenzvereine (Guttemplerorden, Blaues Kreuz, Katholisches Kreuzbündnis u. a.) zusammenrufen zu gemeinsamer Rettungs- und Heilungsarbeit.

Welches ist nun der heutige Stand?

Das »Jahrbuch für Alkoholgegner« 1928 (herausgegeben vom Neuland-Verlag des Guttemplerordens) zählt 517 Trinkerfürsorgestellen. »Die Wohlfahrtseinrichtungen in der Stadtgemeinde Berlin« zählt in seiner Ausgabe vom Jahre 1927 allein für die Reichshauptstadt 84 Trinkerfürsorgestellen.

Diese Zahlen sind durchaus irreführend. Nicht wenige dieser Fürsorgestellen stehen nur auf dem Papier oder aber sie entsprechen nicht der selbstverständlichen Forderung der Zusammenfassung der Erziehungs- und Heilkräfte. Irgendein Verein, der um die Einzel-Trinkerfürsorge sich bemüht, hängt aus irgendwelchen Erwägungen heraus das Firmenschild »Trinkerfürsorgestelle« aus — zu Unrecht. Dies ist ein Rückfall in die Zeit vor der Werbung für die organisierte Trinkerfürsorge. Stellen, welche den Namen verdienen, werden in Deutschland etwa 250 bestehen.

Welches ist nun die beste Organisationsform?

Auch heute noch führt der Deutsche Verein eine große Zahl der Trinkerfürsorgestellen (fast ausschließlich in Süddeutschland, aber auch in vielen norddeutschen Städten, z. B. Barmen, Berlin (Frauenverein g. d. A.), Düsseldorf, Elberfeld, Essen, Greifswald, Königsberg i. Pr., Kolberg, Stralsund). Auch heute noch sprechen viele sachliche und organisatorische Gründe für eine neutrale Unterlage, wie sie dieser Verein immer zu legen bemüht war und auch gelegt hat.

Neben diese Fürsorgestellen des Deutschen Vereins g. d. A. sind aber im Laufe der Zeit auch andere Formen getreten und werden zurzeit von den Kreisen, aus denen diese Gedanken stammen, empfohlen:

1. solche Fürsorgestellen, die eine rein kommunale Einrichtung darstellen: Es ist nicht zu verkennen, daß in den Großstädten mancherlei für diese straffere und amtlichere Form spricht, da in den komplizierten, schwer zu übersehenden Verhältnissen einer Großstadt eine festere Ordnung, hinter der Macht- und Zwangsmittel, auch Geldmittel stehen, vielleicht auch eine lose Angliederung an andere sozialhygienische Einrichtungen, sich empfiehlt. Aber die kommunalen Trinkerfürsorgestellen unterliegen immer der Gefahr, daß bürokratische Grundsätze und Arbeitsmethoden die Erfolge in Frage stellen, und daß die Trinkerrettungsvereine, welche die berufenen und bestbefähigten, ja die unersetzlichen Hilfstruppen stellen, die volle Freudigkeit der Mitarbeit einbüßen;

2. solche Stellen, die von irgendeinem Abstinenzverein konfessioneller oder humanitärer Art eingerichtet und aufgemacht werden: bei solchen Stellen wird der Verein, welcher Träger des Gedankens und der Arbeit ist, zwar selbst seine besten Kräfte einsetzen, aber die anderen Abstinenzvereine werden starke Hemmungen haben, sich zu beteiligen;

3. am beachtlichsten sind aber die neuesten Bemühungen, die Trinkerfürsorgestellen nach Weltanschauungen aufzuziehen. In dieser Richtung ist vorangegangen die katholische Trinkerfürsorge. Die evangelische Trinkerfürsorge ist nachgefolgt. Es sind jetzt bereits auch sozialistische Trinkerfürsorgestellen in Sicht.

Bei den Trinkern handelt es sich um Menschen, die körperlich und sittlich krank sind. Für die körperlichen Gebrechen ist das Wort des Arztes entscheidend. Die sittlichen Schwächen und Minderwertigkeiten zu überwinden und zu beseitigen, ist Aufgabe dessen, der seelisch auf den Alkoholiker einwirken kann. Es ist gar nicht zu bestreiten, daß bei vielen, bei den meisten Alkoholikern die religiöse Beeinflussung die sicherste Gewähr dafür gibt, daß der auf abschüssiger Bahn in den Abgrund Gesunkene wieder emporgeführt und auf der Höhe gehalten wird. Dies ist eine Erfahrungstatsache, für welche die beiden konfessionellen Trinkerrettungsvereine des Blauen Kreuzes und des Katholischen Kreuzbündnisses Beweise in Menge liefern können. Diese Heilkräfte zurückzudrängen, wäre ein bitteres Unrecht. Sie müssen sich frei auswirken können. Die Frage ist aber, ob dies nicht auch dann möglich ist, wenn eine neutrale Geschäftsstelle vorhanden ist, welche alles besorgt, was an allgemeinen Arbeiten zu erledigen ist: Verkehr mit den Behörden, äußere Fürsorgemaßnahmen für den Kranken, seine Familie usw., Einleitung von Entmündigungsverfahren, Arbeitsnachweis u. a. Und die weitere sehr ernste Frage ist, ob es sich mit der gebotenen Planwirtschaft, welche doch auch für die Wohlfahrtspflege eine zwingende Forderung der Gegenwart ist, verträgt, wenn unter Umständen drei Fürsorgestellen in einer Stadt nebeneinander bestehen, wenn alle drei Fürsorgestellen eine Geschäftsstelle und einen Geschäftsführer haben und von der Gemeindeverwaltung Beihilfen erbitten und erwarten, wenn also der Grundsatz der Sparsamkeit mit Menschen und Geldmitteln stark erschüttert wird.

Wir stehen also zurzeit auf dem Gebiet der Trinkerfürsorge einem buntfarbigen Bilde gegenüber. Es wird sich aber dringend empfehlen, sehr behutsam im Urteil und in der Stellungnahme zu sein. Wenn eine Trinkerfürsorgestelle gut zusammengesetzt ist und gut arbeitet, darf diese Arbeit keinenfalls gestört werden, wenn die Organisation vielleicht nicht in das Schema hineinpaßt, das dem Urteilenden als Ideal vorschwebt. Es wäre ein Verhängnis, wenn über dem Streit über die bestmögliche Form der Inhalt gefährdet würde und die Alkoholnot unbehoben bliebe. Wohl aber muß mit größter Sorgfalt verfolgt werden, wo die besten Erfolge erzielt werden.

Dieses buntfarbige Bild wäre vielleicht nicht entstanden, wenn die Ärzte sich mehr um die Trinkerfürsorge von Anfang an gekümmert hätten und auch persönlich bei Auf- und Ausbau der Trinkerfürsorgestellen sich beteiligt hätten.

Es ist außerordentlich erfreulich, daß in dieser Richtung überall Besserung eintritt. Die Zahl der Ärzte mehrt sich, welche auf allen Gebieten die sozialhygienische Bedeutung der Alkoholfrage für Leistungs- und Widerstandskraft des deutschen Volkes im allgemeinen, die sozialhygienische Bedeutung der Bekämpfung der Trunksucht im besonderen erkennen, sich mit den neuesten Ergebnissen der wissenschaftlichen Alkoholforschung und praktischen Alkoholbekämpfung vertraut machen und ihr Wissen und Können in den Dienst der Sache stellen.

Mit der stärkeren Beteiligung der Ärzte ist ganz außerordentlich viel gewonnen: Damit wird alles, was die ärztliche Wissenschaft heute erarbeitet, unmittelbar und mittelbar auch diesem Sondergebiet zugeleitet. Damit sind für viele Trinkerfürsorgestellen die bestgeeigneten Leiter gegeben, jedenfalls die ärztlichen Berater immer gesichert. Damit ist die fortlaufende Verbindung mit den Krankenhäusern und Irrenanstalten, ebenso mit den Strafanstalten (welche dort Entlassenen sind in die Trinkerfürsorge aufzunehmen?), die fortlaufende Verbindung mit den Krankenkassen und Landesversicherungsanstalten (in welchen Fällen ist ein Heilverfahren anzuraten und erfolgversprechend?) ganz außerordentlich erleichtert. Damit werden auch in die Arbeit der Trinkerfürsorge neue wissenschaftliche Grundsätze eingeführt und aus den Ergebnissen der Trinkerfürsorge neue wissenschaftliche Nutzanwendungen gezogen.

Gerade das letztere dürfte von besonderer Bedeutung sein. Die wissenschaftliche Forschung hat gegenüber der Alkoholfrage noch ungeheure Aufgaben, die der Lösung harren.

*Die Wissenschaft muß in die Trinkerfürsorge hineinleuchten*: Was verstehen wir unter einem Alkoholkranken? Die Zahlen, welche in den Trinkerfürsorgestellen der verschiedenen Städte geführt werden, können zurzeit schlechterdings nicht miteinander verglichen werden. Sie gehen in Städten mit derselben Einwohnerzahl in der einen Stadt in die Hunderte, in der anderen in die Tausende! Es bedarf also einer Feststellung der Merkmale für den Alkoholkranken. Und dann: Welches ist das Verhältnis der Alkoholkranken zu den Psychopathen, zu den übrigen Rauschgiftsüchtigen? Soll die Plattform der Trinkerfürsorge erweitert werden — in der Weise, daß auch Morphiumsüchtige, Kokainsüchtige u. a. dort behandelt werden (also etwa: Beratungsstellen für Rauschgiftsüchtige)? Damit sind bedeutsame Fragen aufgerollt, für deren Lösung zurzeit in Berlin Wege gesucht werden.

*Die Wissenschaft muß aber auch aus der Trinkerfürsorge Erkenntnisse herausholen*: In den Trinkerfürsorgestellen lagert ein ungeheures Material von Beobachtungen und Erfahrungen. Die meisten größeren Trinkerfürsorgestellen haben einen einheitlichen Fragebogen, der im Laufe der Behandlung eines Falles allmählich ausgefüllt wird. Diese Fragebogen stellen fest: Wie die Verhältnisse im Elternhaus waren (erblich belastet?)? Welche besonderen Fähigkeiten oder Mängel beim Heranwachsenden auftraten? Wie es (beim verheirateten Trinker) in der Ehe und in der Häuslichkeit aussieht und zugeht? Wie es um die Arbeitswilligkeit und Arbeitsfähigkeit bestellt ist? Wieweit er die öffentlichen Kassen belastet? Wann und wie die Trunksucht entstanden ist, wie sie sich äußert? Wie der allgemeine Gesundheitszustand? Wie die Erfahrungen mit Anschluß an einen Abstinenzverein, mit Unterbringung in einer Trinkerheilanstalt? Welches die einzelnen Maßnahmen der Trinkerfürsorgestelle und welche Erfolge derselben? usw.

Wenn in einer Trinkerfürsorgestelle 500 oder 1000 oder mehr solcher ausgefüllter Fragebogen liegen: welche Fülle von Schlußfolgerungen könnten gezogen werden, zumal nachdem seit einem halben Jahr ein besonderes Blatt (ein ärztlicher Fragebogen) dem allgemeinen Fragebogen hinzugefügt ist, der gleichfalls ausgefüllt wird.

Es werden da und dort wissenschaftliche Versuche mit den Wirkungen des Alkohols an Kaninchen, an Meerschweinen, an Mäusen usw. gemacht. Alle diese Versuche sollen in ihrem Wert nicht bestritten werden. Aber das ungeheure Material, das in den Trinkerfürsorgestellen an *Menschen* mit ihrer Vorgeschichte, mit ihrem Nachwuchs usw. vorliegt, ist noch unbenützt. Es ist mir keine einzige Stadt bekannt, in der die Tausende Fälle, welche im Laufe der Jahre durch die Fürsorgestelle durchgegangen sind, unter die wissenschaftliche Lupe genommen worden wären.

Wichtige, dringliche, lohnende Aufgaben, welche gerade den Arzt, insbesondere den psychiatrisch ausgebildeten Arzt packen und locken müssen! Auch er, ja gerade er wird dann aber durch das gründliche Studium der Trunksucht mit allen ihren Aus- und Nachwirkungen zu der Überzeugung kommen, für die einzutreten er reichste Gelegenheit hat und für die er auch Beachtung am ehesten erzwingen kann: Noch besser, noch billiger, noch sicherer als Heilen ist Vorbeugen!

## Schritten zur Trinkerfürsorge*)

Blätter für praktische Trinkerfürsorge (Herausg. Zentrale f. Trinkerfürsorge des Deutschen Vereins g. d. Alkoholismus) zu sachgemäßer Unterrichtung und als wertvolle praktische Handhabe. Jahrg. 3 M., von 10 Stücken an je 2 M. Auskunftsblätter u. Probehefte auf Wunsch. — Jahrg. 1—10, 1913/22 (einige Nummern fehlen), enthalten Aufsätze und Mitteilungen von bleibendem Wert; alle Jahrg. zus. 10 M. statt 20 M.; 11. u. 12. Jahrgang (1927 u. 1928) je 2 M.

Alkoholmerkblatt. 4 S. 100: 1,50 M., 1000: 13,50 M.

Baumeister, Rettende und vorbeugende Fürsorge gegen die Schäden des Alkoholismus. 10 S. 10 Pf., 10: 75 Pf., 100: 6 M.

Burckhardt, Organisierte Fürsorge f. Trinker u. ihre Familien. 3. A., 32 S. 40 Pf.

Colla, Trinkerbehandlung einst und jetzt. 20 S. 15 Pf., 10: 1 M.

Ewald, Organisation und Tätigkeit einer Trinkerfürsorgestelle. 2. A., 8 S. 15 Pf.

Flaig, Was können die Krankenkassen zur Bek. des Alk. tun? 16 S. 25 Pf.

Flatau, Richtlinien für die Trinkerfürsorge. 2 S. 100: 2 M.

Gerken-Leitgebel, Die Familie des Alkoholkranken. 4. A. 5 Pf., 10: 30 Pf.

Gonser, Die Krankenkassen und die Trinkerfürsorge. 12 S. 20 Pf., 10: 1,70 M., 100: 15 M.

Hauptfragebogen für Trinkerfürsorgestellen. 5 Pf., 100: 4,50 M., 1000: 40 M., Ärztlicher Fragebogen. 4 Pf., 100: 3,50 M., 1000: 30 M., Kinderfragebogen. 3 Pf., 100: 2,80 M., 1000: 25 M.

Merkkarte Nr. 20: Was müssen Angehörige und Freunde der Trinker wissen? 100: 80 Pf., 1000: 7 M.

Schellmann, Erfahrungen aus der Praxis mit d. § 120 d. Reichsversicherungsordnung. 3. A. 20 S. 25 Pf., 10: 2 M.

Verzeichnis der Trinkerheilstätten in Deutschland nach dem Stand vom 1. 1. 1928. 4 S. 4. A., bearb. v. P. Kruse. 20 Pf., 10: 1,70 M.

### Berichte über die Trinkerfürsorgekonferenzen:

Münster 1928, u. a.: Kraß, Hilfen und Hindernisse i. d. Trinkerfürsorge. — Egloffstein, Was erwarten wir vom neuen Strafgesetzbuch f. d. Trinkerfürsorge? — Sahrhage, Unterlagen für Trinkerfürsorge auf dem Lande. —

*) Auf beschränktem Raume bringen wir hier nur eine Auswahlliste unseres eigenen Verlages »Auf der Wacht«, Berlin-Dahlem (Postscheckkonto Berlin 9386). Ein Schriftenverzeichnis aller alkoholgegnerischen Verlage erschien in Heft 1 u. 2 der »Blätter für praktische Trinkerfürsorge« 1927.

Spelten, Die jetzigen Patienten und die der Vorkriegszeit. 152 S. 1,75 M, von 10 St. je 1,50 M.

Dresden 1927, u. a.: Jaques, Mitarbeiter in einer Trinkerfürsorgestelle. — Gerlach, Wie werden die der Fürsorge Bedürftigen am raschesten und sichersten erfaßt und betreut? — Gerken-Leitgebel, Erziehungsmittel der Trinkerfürsorge. — Floß, Die Einrichtung einer Geschäftsstelle. — 1[illegible] S. 75 Pf., 10 : 5 M.

Barmen 1926, u. a.: Sollen Trinkerfürsorgestellen bekenntnismäßig oder gemeindlich (Wohlfahrtsämter) aufgebaut werden? — Kriebs, Kann trotz der wirtschaftlichen Not erfolgreich Trinkerfürsorge getrieben werden? — Colla, Kruse, Die Schuldfrage beim Alkoholkranken. — Seiffert, Delbrück, Unsere Forderung eines Trinkerfürsorgegesetzes. — 105 S. 75 Pf., 10 : 5 M.

Düsseldorf 1925, u. a.: Gonser, Stand der Trinkerfürsorge (grundsätzl. u. organisat.). — Delbrück, Heilbare u. unheilbare Trinker. — Flaig, Handhaben gegen d. Trunksuchtsmittelschwindel. — 165 S. 75 Pf., 10 : 5 M.

Nürnberg 1924, u. a.: Plank, Colla, Bauer, Ein Trinkerfürsorgegesetz vom volkswirtsch., ärztl. u. jurist. Standpunkt aus. — Jaques, Egloffstein, Grunert, Die praktische Trinkerfürsorge. — Kruse, Was gehört zu einer wohleingerichteten Trinkerheilanstalt? — 160 S. 75 Pf. 10 : 5 M.

---

Der Vortrag des inzwischen verstorbenen Oberarztes Dr. Dannenberger-Goddelau über geschlossene Trinkerheilanstalten erscheint zur Erinnerung an den Verfasser in der Zeitschrift für psychische Hygiene.

---

# Die gestaffelte Fürsorge für Nervöse und seelisch Abnorme.

Von Landesrat Dr. **Thode**, Kiel.

Die Aufforderung, auf der ersten Deutschen Tagung für psychische Hygiene über die gestaffelte Fürsorge für Nervöse und seelisch Abnorme zu sprechen, verdanke ich meinen Arbeiten, die ich z. T. gemeinsam mit *Bratz*-Wittenau über organisatorische Entwicklungsfragen der Psychiatrie veröffentlicht habe.

Ich bin nicht ganz frei von dem Bedenken, als psychiatrischer, ja ärztlicher Laie in diesem Kreise hervorragender und bewährter Fachleute sprechen zu sollen, bin andererseits aber überzeugt davon, daß an diesem Tage, an dem ein Aufriß des gewaltigen Arbeitsplans der psychischen Hygiene dargeboten werden soll, auch der Verwaltungsbeamte, der mit den Dingen der Wohlfahrtspflege, der Geisteskrankenfürsorge und dem Anstaltswesen zu tun hat, hier zu Worte kommen muß, zumal wenn er, wie ich, der Überzeugung lebt, daß es zum guten Teile bei den Verwaltungen liegt, dem Psychiater die Stellung im deutschen Volksleben zu erobern (er hat sie noch nicht), die er im wohlverstandenen Belange der großen Allgemeinheit einnehmen muß.

Es ist nicht zuviel gesagt: noch immer herrschen im Publikum fast mittelalterliche Vorstellungen hinsichtlich der Tätigkeit des Psychiaters. Was soll man dazu sagen, wenn selbst der Gesetzgeber meint, ihm gegenüber in erster Linie Sicherungen gegen die Einsperrung Geistes*gesunder* in Anstalten schaffen zu müssen?!

Auf dem Internationalen Psychiatrischen Kongresse 1900 in Paris forderte der ungarische Staatssekretär Dr. Oláh, den wir auch heute unter uns zu sehen die Freude haben, »die Überbrückung zwischen dem Leben und der Irrenanstalt«. Diese in sich selbst begründete Forderung ist bis heute noch sehr, sehr mangelhaft erfüllt. Auf dem Gebiete der körperlichen Gesundheit ist in den letzten Jahrzehnten der Grundsatz »vorbeugen ist besser und billiger als heilen« der Bevölkerung immer mehr nahegebracht worden, auf dem Gebiete der psychischen Gesundheit sieht es damit noch trostlos aus!

Wir dürfen aber die geistig-seelisch Erkrankenden nicht erst »anstaltsreif« werden lassen, ehe sie in psychiatrische Behandlung kommen. Die Tätigkeit des Psychiaters darf nicht, wie es heute noch allzusehr der Fall ist, auf die den Heil- und Pflegeanstalten zugewiesenen, »anstaltspflegebedürftigen« Geisteskranken beschränkt bleiben.

Der Begriff der »anstaltspflegebedürftigen Geisteskranken« ist nach den neueren Fortschritten der Psychiatrie nicht mehr haltbar. Das Dogma, daß nur Geisteskranke in die Heil- und Pflegeanstalten gehören, muß fallen. Entsprechende Gesetzesänderung ist nötig (vgl. *Bratz-Thode*, Deutsche Zeitschrift für Wohlfahrtspflege 1927, Nr. 10).

Die Psychiatrie muß aus dem starren in ein bewegliches System übergehen.

Wie menschlich und ärztlich, so ist es gleichermaßen wohlfahrtspolitisch und volkswirtschaftlich dringendes Gebot, Vorbeugung zu treiben, Grenz- und Frühfälle rechtzeitig zu erfassen und nicht nur die eigentlich Geisteskranken, sondern auch die »Psychopathen« aller Art nach planmäßig abgestufter psychiatrischer Indikation zu betreuen und, soweit möglich, zu resozialisieren.

Psychiater und Wohlfahrtsbeamter müssen verständnisvoll zusammenarbeiten. Die Vertreter der Wohlfahrtspflege, der amtlichen zunächst, aber auch der freien, müssen für den großen Gedanken der psychischen Hygiene gewonnen werden. Die Wohlfahrtspflege muß der unbedingt notwendigen Aktivierung der Tätigkeit des Psychiaters verständnisvolle Förderung zuteil werden lassen.

Wir haben in den ausgezeichneten Vorträgen am heutigen Vormittage eine große Reihe von Teilproblemen erörtern hören. Es erscheint mir nun wichtig, einmal die Gesamtaufgabe als solche sich anschaulich vor Augen zu führen. Ich sehe das Programm für die unbedingt notwendige Aktivierung der Tätigkeit des Psychiaters unter dem Bilde konzentrischer Ringe oder Wellen, die von den Heil- und Pflegeanstalten ausgehen. *Bratz* spricht von »Staffeln«. Es ist mir ein Erlebnis gewesen, das Wittenauer Staffelsystem an Ort und Stelle kennenzulernen, scheint es mir doch wegweisend zu sein für eine sinngemäße Entwicklung.

Erste Staffel: An Stelle der alten starren Anstalt, die sich wenig oder gar nicht um Psychohygiene und Psychoprophylaxe kümmerte, muß sich das zweckmäßig gegliederte psychiatrische Krankenhaus entwickeln mit einer Reihe von Sonderabteilungen und Sondereinrichtungen, die sich planvoll ergänzen und ein harmonisches Zusammenarbeiten des Psychiaters mit der schon bestehenden oder noch zu schaffenden Fürsorgeeinrichtungen gewährleisten. Nur so kann das Werkzeug für eine aktiv sich auswirkende Psychiatrie geschaffen werden.

Die bereits an vielen Anstalten bestehenden »Polikliniken«- und »offenen Abteilungen«, der Ausbau der Entlassenenfürsorge, der Unterstützungsvereine sind Schritte in der Richtung einer zusammenfassend organischen Lösung.

Die meisten Anstalten besitzen schon lange Sonderabteilungen für Epileptiker, tuberkulöse Geisteskranke, Pflegeheime für hilflose Alterskranke. *Bratz* gliedert an ein Erziehungsheim für Schwachsinnige, eine Abteilung für psychopathische Kinder, ferner, was ich für wichtig und nachahmenswert halte, ein Sanatorium für Alkoholiker und sonstige Rauschgiftsüchtige, nach Bedarf ein Haus für Enzephalitiker und andere Hirnkranke, die aus der Irrenanstalt ausgesondert werden sollen. Über den Rahmen der bisherigen Heil- und Pflegeanstalten ragt dann hinaus die in einiger Entfernung von der eigentlichen Anstalt gelegene, aber im Betriebe mit ihr verbundene offene Nervenheilstätte für Neurastheniker, endogen Nervöse und organisch Nervenkranke, die auch Einrichtungen für Beschäftigung besitzen muß. So ausgezeichnet mir die Nervenheilstätte Wiesengrund bei den Wittenauer Heilanstalten gefallen hat und so vorbildlich sie mir erscheint, so möchte ich in Anknüpfung an die Ausführungen von *Kolb* heute morgen als meine Ansicht hinstellen und ich glaube damit auch im Sinne meines Freundes *Bratz* zu sprechen, daß man unter keinen Umständen hiermit etwa ein allgemeingültiges Rezept ausstellen darf. Das System darf nicht gepreßt werden, die Frage der Unterbringung der neurologisch Kranken wird örtlich verschieden nach den persönlichen und sachlichen Gegebenheiten zu lösen sein.

Die Forderung einer reichen inneren Gliederung der Heil- und Pflegeanstalten ergibt sich aus der Notwendigkeit der individualisierenden Behandlung der Kranken. Den Psychiatern sage ich nichts Neues, da aber erfreulicherweise auch viele Fürsorgekrafte heute hier vertreten sind, so darf ich kurz andeuten: geistesklar gewordene Trinker oder gar Neurastheniker können nicht zusammen mit abgestumpften Schizophrenen oder unreinen Paralytikern behandelt werden. Der einzelne Trinker oder Psychopath muß je nach seinem Zustande (Delirium, Erregungszustand oder abgeklungenes, beruhigtes Stadium) wechselnd auf verschiedenen Abteilungen verpflegt werden können. Tröstlich für die Verwaltungen ist die *Bratz*sche Erfahrung, daß die Nervenheilstätte keinen teueren Zuschußbetrieb darstellt, wie die Irrenanstalt selbst. Die Nervenkranken werden, soweit sie nicht Selbstzahler sind, von den die Verpflegungskosten tragenden Kassen oder Behörden zur Behandlung oder zur Beobachtung gesandt, die die tarifmäßigen Krankenhauskosten zu tragen haben. Die Nervenabteilung ist ein

Krankenhaus auch im verwaltungsrechtlichen Sinne, so daß für Aufnahme und Entlassung hier nicht die Normen der Irrenanstalt sondern des Krankenhauses gelten.

Zweite Staffel: Die Kolonie, eine einfache Beschäftigungs- und Bewahranstalt, eine Anstalt neuen Typs, die nach dem neuen Strafgesetzbuch und Strafvollzugsgesetz notwendig wird für 1. die gemindert Zurechnungsfähigen, 2. Trinker, 3. Morphinisten und sonstige Süchtige. Für die Behandlung von Trinkern (bei der Zunahme der Trinker, zumal der jugendlichen ein wichtiges Arbeitsfeld!) empfiehlt sich ein Progressiv-System. Frühalkoholisten gehören in die Sonderabteilungen der Aufnahmeanstalten, welche wenigstens einen Teil heilen können. Die immer wieder rückfällig werdenden Trinker gehören dagegen nicht in die teueren Heil- und Pflegeanstalten, sondern in die Kolonie oder Bewahranstalt oder das Arbeitshaus, aber auch hier unter psychiatrische Überwachung. Wenn später das Bewahrungsgesetz kommt, würden auch die zu bewahrenden asozialen Psychopathen hier unterzubringen sein.

Dritte Staffel: Die ärztlich beaufsichtigte Familienpflege. Die Kranken werden aus den Anstalten in fremde oder aber auch in die eigene Familie gegen Entgelt zur Pflege gegeben. Auch Nervenkranke und stützungsbedürftige Psychopathen, Geisteskranke, die ohne Anhang sind oder in der eigenen Familie nicht bleiben können, andererseits voraussichtlich dauernder Anstaltspflege nicht bedürfen, sind der ärztlich beaufsichtigten Familienpflege zuzuweisen.

Vierte Staffel: Die offene Fürsorge. Sprechstundenberatung und nachgehende Fürsorgetätigkeit nicht nur für Geisteskranke, sondern auch für Epileptiker, Trinker, jugendliche und erwachsene Psychopathen. Eingliederung in die allgemeine Fürsorge und Wohlfahrtspflege, Zusammenarbeit mit den Schulärzten ist notwendig. Bei den großstädtischen Schulgesundheitsämtern müßte ein Psychiater hauptamtlich angestellt werden. Schul- und Hilfsschulärzte sind psychiatrisch vorzubilden, wofür *Cimbal* heute morgen praktische Vorschläge gemacht hat. Die im Strafgesetz und Strafvollzugsgesetz vorgesehene Schutzaufsicht der außerhalb der Anstalt Lebenden wird zweckmäßig von der psychiatrisch geleiteten offenen Fürsorge ausgeübt.

Fünfte Staffel: Die psychische Hygiene. Hierher gehört die Aufklärungsarbeit im Publikum, psychiatrische Belehrung der Richter, Geistlichen und Erzieher, die Verwirklichung der Forderungen der Rassenhygiene, überhaupt alle hygienischen und prophylaktischen Bestrebungen für die psychische Volksgesundheit.

Man kann darüber streiten, ob es sich bei den zu 5 aufgeführten Gebieten systematisch um eine »Staffel« handelt. Zu den Staffeln 1—4 möchte ich mit allem Nachdruck noch grundsätzlich ausführen: das geschilderte Staffelsystem verträgt keine Schematisierung, es muß vielmehr, soll es zum Erfolge führen, durchaus elastisch angewandt werden.

Die Aufstellung von Leitsätzen, starren Indikationen würde seinem Geiste widersprechen. Verständnis, Einfühlungsfähigkeit und Takt der Ärzte bei der individualisierenden Behandlung der Kranken müssen als wesentlicher Faktor in die Rechnung eingesetzt werden.

Es wird ein langer Weg sein, es werden viele veraltete Anschauungen und viele Widerstände überwunden werden müssen, ehe den Forderungen des Staffelsystems überall wird Genüge geschehen sein, aber gerade in einer Zeit, in der in vielen Bereichen der Bau neuer Anstalten erwogen werden muß, ist es von Wichtigkeit programmatisch Linien der Entwicklung aufzuzeigen, damit alles, was geschieht, einem großen leitenden Gedanken sich einordnet. Dabei darf ich betonen: soll die Tätigkeit des Psychiaters in dem vorgeschlagenen Sinne aktiviert werden, so dürfen neue Anstalten nicht, wie es bisher üblich war, abseits liegen, sondern müssen in erreichbarer Nähe einer Großstadt oder doch größeren Stadt errichtet werden.

Unsere Zeit drängt auf eine Synthese der Kräfte, wir müssen uns abgewöhnen jeder von seinem Wirkungskreise aus in engen Kategorien zu denken. Wir müssen erkennen, daß wir alle an einer gemeinsamen großen Aufgabe stehen, eine harmonische Arbeit anstreben verständiger, nur der Sache dienender Männer und Frauen. Gerade die Ausführungen von *Villinger* heute morgen, die dahin gingen, auch den anderen Fachgebieten, insbesondere der Pädagogik von seiten der Psychiater ihren Bereich nicht einzuengen, lassen mich um so überzeugter an die Verwaltungen die Mahnung richten: »Gebet dem Psychiater, was des Psychiaters ist!«

# Die gesetzlichen Grundlagen der Fürsorge für Geisteskranke und Psychopathen und ihr Gehalt in psychohygienischer und planwirtschaftlicher Hinsicht.

Von Obermedizinalrat Dr. **Hans Roemer**, Karlsruhe.

M. D. u. H.! Welches sind nun, so fragen wir im Anschluß an die vorangegangenen Ausführungen, die gesetzlichen Grundlagen der Fürsorge für die hilfsbedürftigen Geisteskranken und Psychopathen?

Sie sind gegeben einmal durch das allgemeine Fürsorgerecht und dann, soweit es sich um die Unterbringung in einer Heilanstalt handelt, durch das spezielle Irrenrecht.

Das neue Reichsfürsorgerecht ist, wie Sie wissen, niedergelegt in der Reichsverordnung über die Fürsorgepflicht vom 13. Februar 1924 und in den Reichsgrundsätzen über Voraussetzung, Art und Maß der öffentlichen Fürsorge vom 4. Dezember 1924 neben den dazu gehörigen Ausführungsbestimmungen der Länder. Hierzu kommt das Reichsjugendwohlfahrtsgesetz und das Jugendgerichtsgesetz. Nach diesem neuen Reichsfürsorgerecht geht der Umfang der Hilfeleistung erheblich hinaus über das, was das Reichsgesetz über den Unterstützungswohnsitz bisher im Armenrecht bestimmt hatte, d. h. über das einfache Existenzminimum zur Fristung des nackten Lebens, wie es der wirtschaftspolitische Liberalismus in der Zeit des Manchestertums gewollt und festgesetzt hatte. Die Organisationen der freien Wohlfahrtspflege gesellschaftlicher und religiöser Art haben eine Ergänzung dieses Minimums auf gesetzlichem Weg seit langem gefordert und durch die charitative Liebestätigkeit vielfach praktisch geleistet. Diese Forderungen sind dann von führenden Sozialpolitikern und Sozialhygienikern seit Ende des vorigen Jahrhunderts unterstützt worden. Aber erst die Massennotstände der Kriegs- und Inflationszeit haben den Ausbau des Armenrechts erzwungen und hierbei sind für die Gestaltung der Hilfeleistung die Erfahrungen der Kriegsbeschädigtenfürsorge bestimmend geworden, die während des großen Krieges gelernt hatte, die Wiederkehr des bekannten Stelzfußes mit dem Leierkasten von 1870 durch eine produktive Form der Fürsorgegewährung zu vermeiden.

Die wichtigsten Bestimmungen des neuen Fürsorgerechts beziehen sich auf das individualisierende Vorgehen bei der Hilfeleistung, auf die Möglichkeit der vorausschauenden Prophylaxe, auf die möglichst frühzeitige Wiedererlangung der Erwerbsfähigkeit und der wirtschaftlichen Selbständigkeit, ferner auf die Arbeitspflicht auch des Erwerbsbeschränkten und gegenüber dem Arbeitsscheuen auf die Rationierung der Hilfe und schließlich den Arbeitszwang. — Für gewisse Personenkreise, die als Opfer der Kriegs- und Nachkriegszeit im engeren Sinne anzusehen sind, bestimmen weitergehende Vorschriften eine »gehobene« Fürsorge, die in unserem Zusammenhang nur kurz erwähnt sei. —

Demnach sichert das neue Fürsorgerecht dem Hilfsbedürftigen die individuelle und unter Umständen vorbeugende Hilfe, die der Eigenart gerade seiner Notlage gerecht wird; als Korrelat hierzu bestimmt es aber andererseits auch seine Pflicht gegenüber einer arbeitspädagogischen Fürsorge, die grundsätzlich sich selbst so frühzeitig als möglich überflüssig machen und den Hilfsbedürftigen so frühzeitig als möglich auf eigene Füße stellen will.

Dieser Ausbau des Fürsorgerechts ist für die gesamte Gesundheitsfürsorge und vor allem für die psychiatrische Fürsorge als bedeutsamer psychohygienischer und psychoprophylaktischer Fortschritt zu bewerten: Innerhalb der Gesundheitsfürsorge überhaupt entspricht das individualisierende Vorgehen einer allgemeinen Richtung der neuzeitlichen Heilkunde und die Pflege des Gesundungswillens einer anerkannten Forderung der neuzeitlichen Heilkunst. In erhöhtem Maße gilt dies von der psychiatrischen Fürsorge: Die Erfassung der Individualität ist die Voraussetzung jeglicher psychotherapeutischer Hilfeleistung, und die Einstellung des psychisch Kranken auf eine sinnvolle Beschäftigung und seine möglichst frühzeitige Zurückführung in das Erwerbsleben durch die Familienpflege und die offene Fürsorge — schon im Stadium der Besserung — bewährt sich heute immer mehr als wichtiges Heilmittel, durch das die wirtschaftliche und gesundheitliche Wiederherstellung herbeigeführt bzw. beschleunigt werden kann. Endlich bildet bei dem Heer der psychopathischen Persönlichkeiten eine psychiatrisch abgestufte Arbeitspädagogik mit der Möglichkeit zwangsweiser Einwirkung die unerläßliche Voraussetzung für jede wirksame Beeinflussung und für die soziale Wiedereingliederung. Lehren doch die Erfahrungen mit den Wunschneurosen und Zweckpsychosen eindringlich die Notwendigkeit prophylaktischer Maßnahmen gegen das soziale Parasitentum, dessen Gefahren zugleich mit der Erweiterung der Fürsorge zu wachsen pflegen.

Harmonieren somit die Bestimmungen des Fürsorgerechts mit den hygienischen und prophylaktischen Gesichtspunkten der medizinischen Psychologie, so genügen sie auch den Erfordernissen einer rationellen Fürsorgewirtschaft: Je prompter und erfolgreicher die Krankenhilfe arbeitet, um so prompter und erfolgreicher kann die Arbeitshilfe einsetzen, ja beide Arten von Hilfeleistung gehen auf unserem Fachgebiet unversehens ineinander über: Jede Verhütung einer verspäteten Anstaltsentlassung bedeutet ebenso wie jede Verhütung einer verspäteten Anstaltsaufnahme sowohl einen therapeutischen wie einen finanziellen Gewinn. Ohne rationelle Krankenhilfe kann es in der psychiatrischen Fürsorge keine rationelle Planwirtschaft geben, und jeder Fortschritt in der fachärztlichen Behandlung der Hilfsbedürftigen bedeutet einen Vorteil für die wirtschaftliche Wohlfahrt des Einzelnen wie der Allgemeinheit.

Mag das neue Fürsorgerecht seine Entstehung als Notgesetz in der schwersten Krisis der deutschen Wirtschaft auch durch manche technischen Unvollkommenheiten verraten, und mag die nachteilige Zersplitterung in der Organisation der sozialen Hygiene durch die fehlende Abgrenzung der Gesundheitsfürsorge mit verursacht sein — immer bleibt die Tatsache bestehen, daß die Prinzipien des neuen Reichsfürsorgerechts in ihren wesentlichen Punkten eine geeignete Grundlage für eine sachgemäße Geisteskranken- und Psychopathenfürsorge darstellen.

Nächst dem Fürsorgerecht ist, soweit die Mitwirkung der geschlossenen Heilanstalten in Frage kommt, das Irrenrecht zu nennen.

Eine reichsgesetzliche Regelung der Geisteskrankenfürsorge gibt es zwar im Deutschen Reiche augenblicklich nicht, obwohl die Reichsverfassung in Art. 114 eine Beeinträchtigung oder Entziehung der persönlichen Freiheit durch die öffentliche Gewalt nur auf Grund von Gesetzen für zulässig erklärt; doch ist ein Fürsorgegesetz für Geisteskranke in Preußen in Vorbereitung und in Baden seit 18 Jahren in Geltung. Das allgemein als vorbildlich anerkannte badische Irrenfürsorgegesetz vom 25. Juni 1910 nebst der Vollzugsverordnung vom 30. Juni 1910 gewährleistet gleichermaßen die persönliche Freiheit des Einzelnen, die Sicherheit der Gesellschaft und das Recht des anstaltsbedürftigen Kranken auf rechtzeitige Anstaltsunterbringung und auf Schutz vor Verwahrlosung. Die Vollzugsverordnung sieht die freiwillige Aufnahme auf eigenen Antrag vor und trägt so der fachärztlichen Versorgung der leichteren Fälle namentlich des psychiatrischen Grenzgebietes Rechnung.

Die Regelung der Unterbringung und Zurückhaltung in der geschlossenen Anstalt durch Gesetz anstatt durch Verordnung entspricht der hohen Bewertung der persönlichen Freiheit als eines Rechtsgutes, das nur unter umschriebenen gesetzlichen Kautelen eingeschränkt werden darf. Sie genügt damit einem Erfordernis der psychischen Hygiene, die das Bewußtsein der Rechtssicherheit auf alle Fälle gewahrt sehen muß. Die klare Festlegung der Rechtsverhältnisse des anstaltsbedürftigen Geisteskranken liegt, wie die Erfahrung lehrt, im ausgesprochenen Interesse des Kranken und seiner Angehörigen, wie in dem der Anstalt, ihrer Organe und der öffentlichen Geisteskrankenfürsorge. Sie entlastet das Verhältnis zwischen Arzt und Kranken in vorteilhafter Weise, wirkt durch Schaffung eines Instanzenzuges auf den einsichtslosen und querulierenden Kranken beruhigend und beseitigt bzw. verhütet das Mißtrauen gegen das öffentliche Irrenwesen. Endlich ermöglicht die häufig benützte Gelegenheit der freiwilligen Aufnahme die rechtzeitige fachärztliche Behandlung leichterer Störungen auf offenen Abteilungen und nicht selten die Verhütung schwererer Zustände und ihrer Behandlung in den geschlossenen Abteilungen der Anstalt.

Mit diesen günstigen Erfahrungen stimmt es überein, daß im Ausland, besonders in Frankreich, England und Ungarn im Zusammenhang mit der Bewegung für geistige Hygiene eine Revision veralteter irrengesetzlicher Bestimmungen im Gange ist mit der gemeinsamen Tendenz, die öffentliche Geisteskrankenfürsorge von dem Jahrhunderte alten Odium zu befreien und die Heil- und Pflegeanstalten durch die Beseitigung aller vermeidbaren rechtlichen Beschränkungen auch verwaltungstechnisch in psychiatrische Fachkrankenhäuser umzuwandeln.

Wiederum wirken sich diese psychohygienischen und psychoprophylaktischen Fortschritte zugleich in wirtschaftlicher Richtung vorteilhaft aus; denn die auf diesem Wege immer allgemeiner angebahnte Rechtzeitigkeit der Anstaltsunterbringung und der Anstaltsentlassung führt dazu, daß der Verpflegungskostenaufwand auch wirtschaftlich optimal ausgenützt und so niedrig als nur immer möglich gehalten wird. Hierzu kommt, daß das badische Gesetz das Vermögen des Kranken selbst wie das seiner Umgebung ausdrücklich unter Schutz stellt.

Demnach ist zu wünschen, daß die bewährten Grundsätze des badischen Irrenfürsorgegesetzes — etwa ergänzt durch Bestimmungen über die offene Fürsorge und die Schutzaufsicht — bei der bevorstehenden Regelung in Preußen sinngemäß übernommen und weiterhin bei Schaffung eines Reichsfürsorgegesetzes für Geisteskranke verwertet werden möchten.

Die gesetzlichen Grundlagen der Fürsorge für Geisteskranke und Psychopathen entsprechen somit im wesentlichen den prinzipiellen Forderungen, die vom Standpunkt der psychischen Hygiene und der Planwirtschaft zu erheben sind, und es bleibt zum Schluß die Frage zu beantworten: Wie steht es heute mit der Verwirklichung dieser Grundsätze in der Praxis der psychiatrischen Fürsorge?

Der Grad der Verwirklichung hängt ab einmal vom Stand der wissenschaftlichen Forschung und dann vom Stand der technischen Organisation.

In wissenschaftlicher Hinsicht ist entscheidend, daß die große Reichweite des psychogenen Faktors in der Erscheinungsweise und Behandlung der Psychosen und Psychopathen in letzter Zeit genauer erkannt worden ist. Insbesondere hat *Bleuler* die starke Beeinflussung der Schizophrenen durch die Umgebung entdeckt, also bei einer Gruppe von chronisch Kranken, die bisher auch hinsichtlich der äußeren Erscheinungsweisen der Grundkrankheit als schicksalsmäßig unbeeinflußbar angesehen und deshalb häufig nicht eigentlich »behandelt« worden waren. Diese Entdeckung verpflichtet zu einer sorgfältigen psychischen Therapie innerhalb der Anstalt und vor allem zu einer sorgfältigen Dosierung der Anstaltsunterbringung, da die Hospitalisierung auf den Schizophrenen in ähnlicher Weise schädigend wirken kann wie die von *Thomas Mann* beschriebene Zauberbergatmosphäre des Sanatoriums auf manchen Tuberkulösen. Auf diese Einsicht gründet sich die gegenwärtig zu beobachtende Umformung der öffentlichen Geisteskrankenfürsorge, über deren augenblicklichen Stand heute referiert wurde. Die neue Richtung, die sich der bestehenden Organisation des Anstaltswesens ohne Schwierigkeit einfügt, umfaßt zunächst die Einführung der aktiveren psychischen Behandlung besonders der Beschäftigungsbehandlung innerhalb der Anstalt. Mit ihrer Hilfe lassen sich die unruhigen Abteilungen, die gelegentlich immer noch an die früheren Zustände nach Art des bekannten Bildes von *Kaulbach* erinnern, auf Ruhe und Ordnung umstellen. Sie umfaßt ferner den Wiederaufbau der Familienpflege in ihren verschiedenen Formen und vor allem die Ergänzung der geschlossenen durch die offene Fürsorge für die freilebenden und die möglichst früh aus der Anstalt zu entlassenden Kranken im Zusammenwirken mit den humanitären Bestrebungen der Hilfsvereine. Sie umfaßt endlich die Weiterbildung der Anstalt zu einem Mittelpunkt psychotherapeutischer Behandlung, psychohygienischer Beratung und psychoprophylaktischer Aufklärung jeglicher Art.

Erst die neue Entwicklung setzt die Anstalt instand, die neuen Fürsorgenormen für den geisteskranken Hilfsbedürftigen in die Wirklichkeit umzusetzen. Denn nur, wenn sie mit ihren Außenorganen über den engeren Anstaltsbezirk hinweg mit dem Wirtschaftsleben Fühlung gewinnt, vermag sie die möglichst frühzeitige

Wiedereingliederung ihrer Kranken durchzuführen. Diese neue Entwicklung, die so die Verwirklichung des neuen Fürsorgerechts gewährleistet, befindet sich zurzeit noch in ihren Anfängen. Sie ringt noch um ihre Anerkennung; ihre restlose Verbreitung ist heute die vornehmste Aufgabe der Verwaltungsbehörden und ärztlichen Anstaltsleitungen, die sich hierbei nicht durch falsche Rücksicht auf die Anhänger des Hergebrachten irremachen lassen dürfen. Denn sie entspricht sowohl den ärztlichen als auch den wirtschaftlichen Erfordernissen der Stunde: sie ermöglicht beides zugleich, die Individualisierung und die Rationalisierung der Geisteskrankenfürsorge.

Auch bei den verschiedenen Arten der Fürsorge für die Psychopathen und Trinker sind die wissenschaftlichen Voraussetzungen für die Durchführung der neuen Fürsorgenormen gegeben. Wenn trotzdem heute vom fürsorgerechtlichen wie vom sozialpsychiatrischen Standpunkte aus in der Praxis ungefähr noch alles zu wünschen bleibt, und die Resultate in keinem richtigen Verhältnis zum moralischen und finanziellen Aufwand stehen, so sind hierfür offenkundige Organisationsmängel verantwortlich zu machen, vor allem die ungenügende Beiziehung des Fachpsychiaters und die mangelnde Einheitlichkeit der Fürsorgemaßnahmen. Von wohlmeinenden Laien werden in Verkennung der psychopathischen Artung dieser Hilfsbedürftigen häufig genug ungeeignete Versuche der Beeinflussung gemacht, die von vornherein zum Scheitern verurteilt sind, und bei der bunten Mannigfaltigkeit der Fürsorgeeinrichtungen ist es dem gesundungsunwilligen und arbeitsscheuen Psychopathen ein leichtes, sich jeder zielbewußten Einwirkung zu entziehen. Zur Abhilfe im Sinne des neuen Fürsorgerechts ist zweierlei notwendig: einmal darf die Hilfeleistung bei solchen Kranken nur auf Grund einer fachpsychiatrischen Beratung in Angriff genommen werden, bei der die körperliche und geistige Artung genau festgestellt, die psychische Einwirkungsmöglichkeit sorgfältig beurteilt und ein ärztlicher Heilerziehungsplan unter Berücksichtigung der soziologischen Verhältnisse aufgestellt wird. Dies Vorgehen hat Aussicht auf Erfolg, aber nur, sofern zweitens sämtliche in Frage kommenden Fürsorgeeinrichtungen öffentlichen und privaten Charakters, offener und geschlossener Art, sich zu einer einheitlichen Phalanx, zu einem progressiven Erziehungssystem zusammenschließen und jeweils nach dem strategischen Plan des Psychiaters zusammen arbeiten. In dieser Stufenleiter von Maßnahmen, die mit logischer Folgerichtigkeit zu handhaben ist, darf der im Fürsorgerecht vorgesehene Arbeitszwang bzw. die Arbeitsanstalt, möglichst mit psychiatrischer Leitung nicht fehlen; denn ihr Vorhandensein mehr als ihre häufige Anwendung gibt dem ganzen sozialpädagogischen

System das unentbehrliche Rückgrat und hilft dazu mit, den Mißbrauch der Fürsorge zu verhüten. In dieser Beziehung ist fast überall noch alles zu tun. Solange es nicht gelingt, durch planvolle Kooperation nach fachärztlichen Gesichtspunkten die nutzlose Zersplitterung von Kräften und Mitteln in der Psychopathen- und Trinkerfürsorge zu beseitigen, läßt sich der peinliche Vorwurf von der uferlosen Fürsorge, an der wir uns — wie es heißt — noch »zu Tode fürsorgen«, nicht stichhaltig entkräften.

Die Verwirklichung des neuen Fürsorgerechts in der Psychopathenfürsorge ist demnach ebenso eine psychohygienische bzw. psychoprophylaktische wie eine planwirtschaftliche und wohlfahrtspolitische Forderung, sie wird zwar in ihrer Dringlichkeit dem sozialen Psychiater immer besonders deutlich entgegentreten, aber nur durch loyales Zusammenarbeiten aller Beteiligten erfüllt werden.

Zusammenfassend ist zu sagen:

In der Geisteskrankenfürsorge wird die Verwirklichung der neuen Fürsorgenormen von der neuen Reformbewegung innerhalb des Anstaltwesens getragen. Ihre offizielle allgemeine Durchführung ist als eine wichtige psychohygienische und zugleich planwirtschaftliche Aufgabe der zuständigen Verwaltungen zu bezeichnen.

In der Psychopathen- und Trinkerfürsorge hängt die Verwirklichung der neuen Normen wesentlich von einer Verbesserung der Organisation ab: von der planmäßigen Beiziehung des Fachpsychiaters und dem planmäßigen Zusammenwirken der beteiligten Fürsorgeeinrichtungen nach fachärztlichen Gesichtspunkten.

Bei der großen Anzahl von Personenkreisen, die hierfür gewonnen werden müssen, ist unerläßliche Voraussetzung ein hoher Stand der geistigen, ja man könnte sagen, der psychiatrischen Kultur, der von den sozial tätigen Psychiatern in geduldiger Belehrungs- und Fürsorgetätigkeit angebahnt werden muß. Ihre Bestrebungen werden um so früher von Erfolg gekrönt sein, je enger sie untereinander und mit den gleichgesinnten Kollegen der gesamten Kulturwelt Fühlung nehmen; denn die hartnäckigen psychiatrischen Vorurteile, die mehr oder weniger in allen Ländern herrschen, werden nur durch die vereinigten Anstrengungen der Psychiater aller Nationen und nur durch eine Umstellung der Weltmeinung überwunden werden.

Aussprache. Leitender Oberarzt Dr. *Dolls*, Farmsen-Hamburg:

Bei den großen Vorzügen, welche eine völlig abgeschlossene Trinkerheilstätte, entlegen von der Großstadt bietet, dürfen doch folgende Bedenken nicht außer Acht gelassen werden. Wird ein Trinker monatelang in einer Anstalt streng isoliert gehalten, ohne die Möglichkeit zu haben, sich Alkohol zu verschaffen, wird er gewiß von Alkohol frei sein und die Vorteile an sich selbst empfinden. Nicht aber wird er unbedingt geschützt sein gegen spätere Verführungen. Kommt ein solcher Kranker plötzlich wieder in eine Umgebung, die ihm die Alkoholfreuden in ihren schillernden Farben zeigt, wird er leicht rückfällig werden.

Die Farmsener Trinkerheilstätte mit ihren 40 Betten ist eingegliedert in das große Versorgungsheim mit seinen 1400 Insassen. Unter diesen befinden sich mehrere hundert Trinker schwerster Sorte. Die Rückfälle bei diesen Trinkern und die schweren Folgen der Trunksucht sehen unsere als heilbar angesehenen Trinker der Heilstätte täglich und naturgemäß wirken sie abschreckend. Andererseits läßt es sich nicht vermeiden, daß in eine so große Anstalt hin und wieder Alkohol eingeführt wird. Auch die Kranken der Heilstätte sind somit der Gefahr ausgesetzt, sich Alkohol zu verschaffen. Es gehört eine große Menge Selbstbeherrschung dazu, diesen Versuchungen zu widerstehen, eine Selbstbeherrschung, die aber erst in der Anstalt gerade dadurch erworben wird, daß die Quellen der Verführung nicht völlig verstopft werden können.

In der Tat muß hervorgehoben werden, daß die Rückfälle innerhalb der Farmsener Trinkerheilstätte trotz oder vielleicht gerade wegen der nicht völligen Weltabgeschlossenheit äußerst gering sind. Selbstbericht.

Direktor Dr. *Beyer*-Roderbirken wies auf die sozialen Versicherungsträger (Invalidenversicherung, Angestelltenversicherung) hin, welche die Bestrebungen der Psychischen Hygiene unter dem Gesichtspunkt der Erhaltung oder Wiederherstellung der Erwerbsfähigkeit begrüßen werden. Das Interesse an Malariakuren bei Paralytikern wird wesentlich gefördert werden, wenn, wie *Guttmann* mitgeteilt hat, durch die Enzephalographie eine Auswahl der Fälle hinsichtlich der Aussicht auf Wiederkehr der Erwerbsfähigkeit ermöglicht wird.

Selbstbericht.

Direktor Dr. *Steigertahl*, Versorgungsheim Farmsen-Hamburg:

Neben den heilanstaltsbedürftigen Geisteskranken ist noch ein beträchtlicher Prozentsatz von anstaltspflegebedürftigen Schwachsinnigen vorhanden, und es wäre verfehlt, wollte man diese entweder nur in Heilanstalten oder im freien Leben unterbringen. Für Familienpflege kommen sie meist nicht in Betracht, da sie unsauber, unwirtschaftlich und für eine Familie oft nicht ganz ungefährlich sind. Überall dort, wo neben den Heilanstalten keine anderen geeigneten Einrichtungen zur Verfügung stehen, befindet sich eben in den Heilanstalten übermäßig viel solcher Personen, die für die Öffentlichkeit recht beträchtliche Kosten verursachen. Hamburg hat von jeher diesen Personenkreis nicht in Heilanstalten, sondern in den Anstalten des Versorgungsheimes untergebracht und damit vorzügliche Erfahrungen gemacht. Kompetenzkonflikte positiver Natur gibt es zwischen den Hamburger Heilanstalten und den Versorgungsheimen niemals, höchstens negative. Die Fachleute aus anderen Teilen Deutschlands, insbesondere Psychiater, die dieses Verfahren in Hamburg beobachtet haben, sprachen sich stets äußerst lobend über diese Organisation aus und bedauerten, daß nicht überall ein derartiges Zusammenarbeiten solcher verschiedenartiger Anstalten stattfindet. Auch *Kolb*-Erlangen kann bei seiner Familienfürsorge der Mitarbeit der Wohlfahrtsanstalten nicht entraten und bringt auch in der entsprechenden Anstalt der Stadt Nürnberg einen Teil der Pfleglinge unter, die weder für die Heilanstalt noch für die offene Fürsorge in Frage kommen. Bedauerlicherweise ist dieses höchst wichtige

Vorgehen in der Literatur noch zu wenig bekannt. In diesem Zusammenhang ist auf die Vorarbeiten zu einem Bewahrungsgesetz aufmerksam zu machen, wo es sich um den Personenkreis handelt, der weder für eine Heilanstalt, noch für eine Strafanstalt, noch für die offene Fürsorge, noch für die Familienpflege, aber ebensowenig für das öffentliche Leben in Frage kommt und deshalb in besonderen Anstalten untergebracht werden muß, die natürlich nicht in dem Geist der alten Korrektionsanstalten ausgebaut werden dürfen, aber in jedem Fall eine wesentliche Entlastung der Geisteskrankenfürsorge bringen werden. Selbstbericht.

Hierauf wurde die von *Dannemann* beantragte Entschließung, die den Ausbau der Hilfsvereine für Geisteskranke fordert (vgl. S. 44) einstimmig angenommen.

# Die Beziehung der Psychotechnik und der psychologischen Berufsberatung zur Psychohygiene.

Von Professor **William Stern**, Hamburg.

In der Persönlichkeitsstruktur des modernen Menschen spielt das Berufsleben und der Berufserfolg eine ungeheure Rolle — und stellt zugleich eine höchst komplizierte Problematik dar. Die Selbstverständlichkeit, mit der in einfacheren Kultur- und Wirtschaftsformen das einzelne Individuum in vorgegebene Berufsformen seiner Familie oder Gruppe hineinwächst, hat längst aufgehört. Aber auch der andere Gesichtspunkt: Beruf als Erwerb, als Lebenssicherung durch Verdienen, so stark er heute im Vordergrunde steht und stehen muß, erschöpft bei weitem nicht die seelische Bedeutung des Berufs. Je mehr sich die Berufe differenzieren und an Zahl steigern, und je mehr die selbstverständlichen Zwangsrouten der Berufswahl aufhören und ersetzt werden durch freie Wahl und Entscheidung des Individuums, um so stärker werden alle seelischen Funktionen des Menschen ins Spiel gesetzt, und um so mehr hängt sein Lebensglück, sein Berufserfolg und damit die psychische Gesundheit des einzelnen und der Gesellschaft ab von einer Berufswahl, die jenen psychischen Bedingungen entspricht. Daher hat der Satz »der rechte Mann an die rechte Stelle« nicht nur wirtschaftliche und sozialpolitische Bedeutung, sondern auch seelenhygienische. Man bringt heut gewöhnlich die psychischen Faktoren des individuellen Berufslebens auf die Doppelformel »Eignung und Neigung«, wobei aber jeder dieser Begriffe einen Oberflächenaspekt und einen Tiefenaspekt bietet. Am meisten an der Oberfläche bleiben diejenigen »Befähigungsnachweise«, welche sich auf das erworbene Wissen und Können beziehen; vielleicht ist es gerade diese relative Oberflächlichkeit, die den Absolvierungen bestimmter Schulen und Schulklassen, Abgangszeugnissen und Kenntnisprüfungen eine so große, ja hypertrophische Rolle in unserem deutschen Berufsleben zuweist. Demgegenüber war es nun ein entscheidender Fortschritt, daß man nicht das durch Gedächtnis und Übung Erlernte, sondern das eigentlich Unlernbare, weil von angeborenen Momenten Abhängige, also die Berufsfähigkeit mit berücksichtigte. Hier setzte die Psychotechnik ein. Sie hat einerseits die verschiedensten Berufe daraufhin studiert, welche Sonderfähigkeiten sie beanspruchen; und sie hat andererseits Prüfmethoden ausgearbeitet, die den Grad und die Art der berufswichtigen Einzelfähigkeiten: des Gedächtnisses, der Aufmerksamkeit, der Handgeschicklichkeit, der räumlichen Auffassung, der Kombinationsfähigkeit, des Verständnisses für technische Zusammenhänge usw. diagnostizieren. Innerhalb der Psychotechnik bereitet sich jetzt insofern ein Fortschritt, vielleicht ein Umschwung vor, als man sich nicht mehr mit dem Mosaik einzelner Fähigkeiten begnügt, sondern sog. »Arbeitsproben« anwendet, die die einzelnen Funktionen in eine sinnvolle Gesamtleistung einbauen und dadurch der wirklichen Berufsarbeit sehr viel näher kommen.

Die Untersuchung der Berufsneigung hält sich zunächst an die im Bewußtsein des Individuums aufweisbaren Wünsche und Zukunftshoffnungen und Berufswahlmotive. Aber auch hier ist es nötig in größere Tiefen des Unbewußten und Triebhaften zu steigen: nicht etwa nur der Sexualtrieb, auf welchen die Psychoanalytiker, oder der Geltungstrieb, auf welchen die Adlerianer den Hauptwert legen, sondern jedes Triebsystem kann durch seine Prädominenz oder auch Verkümmerung den Menschen für bestimmte Berufe besonders geeignet oder ungeeignet machen; es gibt Triebssperrungen, Verdrängungen, Sublimierungen usw., welche die Möglichkeit erfolgreicher Berufsausübung zuweilen weit stärker im Positiven und Negativen beeinflussen können, als das Vorhandensein oder Fehlen bestimmter Begabungen. Auch auf die starke Bedeutung des Monotonieproblems sei in diesem Zusammenhange hingewiesen: da die fortschreitende Arbeitsteilung und Mechanisierung der Wirtschaft unweigerlich eine zunehmende Monotonisierung vieler Berufstätigkeiten zur Folge hat, kann es entscheidend für die seelische Gesundheit eines Menschen sein, ob er das ewige Gleichmaß der Handgriffe und Eindrücke verträgt, oder ob er darunter zerbricht. Die Frage darf nicht so einfach generalisierend beantwortet werden, daß Monotonie unbedingt und immer ein Seelenschädling sei; es scheint sich vielmehr um eine Angelegenheit der differentiellen Psychologie zu handeln; es gibt Typen im Verhalten zur Monotonie: solche, die sie lieben, solche, die sie wenigstens ohne seelischen Schaden ertragen, und solche, die darunter leiden bis zur seelischen Verödung oder Zerrüttung. Die psychotechnische Feststellung dieser Typen und die darauf sich gründende Zuweisung der Individuen zu mehr oder weniger monotoner Arbeit ist daher eine dringende Forderung psychischer Hygiene.

Die praktische Anwendung der genannten Gesichtspunkte und Methoden tritt heut in zwei Hauptformen auf.

Die betriebspsychologische Konkurrenzauslese geht von den Bedürfnissen bestimmter Wirtschaftsbetriebe aus, welche aus der großen Zahl der Stellungsuchenden die geeignetsten mittels psychologischer Prüfungen auslesen und auch die vorhandenen Arbeitskräfte nach ihren psychotechnisch festgelegten Fähigkeitsunterschieden auf die verschiedenen Abteilungen des Betriebs verteilen. Viele Großbetriebe, insbesondere solche der Eisenindustrie und der Verkehrsindustrie, haben ihre eigenen psychotechnischen Laboratorien, die bei der Lehrlingsauslese und der Distribution der Arbeiter mitzuwirken haben. Diese Veranstaltungen dienen der Psychohygiene nur indirekt, indem sie bei den Ausgelesenen und denen, die einer ihren Fähigkeiten angemessenen Abteilung überwiesen sind, die Erfolgschancen sichern und damit die Arbeitsfreudigkeit und das dauernde Verbleiben in dem gewählten Beruf weitgehend garantieren. (Denn es hat sich herausgestellt, daß zwischen psychotechnischer Auslese und Berufsbewährung eine hohe Korrelation besteht.) Der Mangel dieser Methode ist die Gleichgültigkeit gegenüber den Nichtaufgenommenen; sie werden abgewiesen, ohne daß man Interesse daran hätte festzustellen, für welchen anderen Beruf sie denn eher geeignet wären.

Anders die psychologische Berufsberatung. Ihre beherrschende Fragestellung ist nicht: kann der Betrieb X diesen Menschen Y brauchen? Sondern: Wozu eignet sich Y? Der Berufsberater muß also in ganz anderem Maße die Gesamtpersönlichkeit des Ratsuchenden, Fähigkeiten und Mängel verschiedenster Art, Charakter- und Temperamentseigenschaften, Triebstrukturen usw. in Betracht ziehen. Er wird gerade den schwierigen Fällen besondere Sorgfalt widmen. Er wird, selbst wenn er im Auftrage etwa einer Innung prüft und deshalb zunächst bestimmte Fähigkeitsrichtungen (sagen wir für den Uhrmacher oder die Schneiderin) feststellt, sich damit nicht begnügen; sondern selbst bei den geeigneten nach eventuell noch vordringlicheren Berufsfähigkeiten forschen und vor allem bei den nicht geeigneten weiterforschen, um eine andere positive Eignungs- und Neigungsbeziehung zu einem Beruf zu eruieren. Für solche Untersuchungen ist eine weitgehende Beherrschung psychologischer und psychotechnischer Methoden und eine gewisse Souveränität in der jeweiligen Bewertung dieser Methoden, eine starke Fähigkeit zum Individualisieren nötig. Die hier und da bei größeren Berufsämtern schon getroffenen Einrichtungen, Fachpsychologen einzustellen oder mit psychologischen Instituten in enge Arbeitsgemeinschaft zu treten (wie hier in Hamburg) wird hoffentlich in Zukunft noch eine weitere Ausdehnung erfahren.

Obgleich selbstverständlich, sei zum Schluß noch betont, daß der Psychotechniker und insbesondere der Psychologe des Berufsamtes in engem Zusammenwirken mit dem Mediziner arbeiten muß; denn auch rein körperliche Funktionen, die der Arzt zu untersuchen hat, sind ja oft genug von ausschlaggebender Wichtigkeit für die Berufswahl. Bei der Berufsberatung der körperlich und seelisch Abnormen und bei allen Fürsorgeveranstaltungen, in denen Arbeitstherapie getrieben und der einzelne Insasse einer bestimmten Arbeit zugewiesen wird, kann der Psychologe als Hilfsarbeiter des Arztes und die psychotechnischen Eignungsuntersuchung als supplementäre Methode in Betracht kommen; es sei etwa erinnert an die wichtigen Untersuchungen über Berufsfähigkeit von Hirnverletzten, die Goldstein und Poppelreuter unter starker Heranziehung psychologischer Gesichtspunkte und Mitarbeiter angestellt haben.

## Die psychische Hygiene der Arbeit und Erholung.

Von Geheimrat Professor **Robert Sommer,** Gießen.

Für die ganze soziale Organisation und die Gesundheit des Volkes ist die Hygiene der körperlichen und geistigen Arbeit von größter Bedeutung. Eine große Menge von Erschöpfungszuständen beruht auf dem Mangel rechtzeitiger kurzer Ruhe nach Anstrengungen. Auf Grund seiner Erfahrungen als Nervenarzt hat Vortragender seit 1902 die Errichtung von öffentlichen Ruhehallen in den Hauptstädten und bei großen Ausstellungen verlangt. Seine Idee wurde zuerst 1911 bei der Hygieneausstellung in Dresden mit Erfolg ausgeführt. Seitdem hat die Bewegung, zum Teil infolge des Krieges, einen Stillstand erfahren. Neuerdings sind nach diesen Vorschlägen bei Ausstellungen, z. B. der Pressa in Köln, Ruheeinrichtungen getroffen worden. Anderseits fehlten sie oft z. B., trotz aller Bemühungen, bei der Gesolei in Düsseldorf. Neuerdings vertritt der 1925 begründete deutsche Verband für psychische Hygiene mit Hilfe des Reichsministeriums des Innern diese Pläne und hat die Verwaltungen der großen Städte in Deutschland um ihre Durchführung gebeten. Die Bewegung ist also von neuem in Gang gekommen. Aber auch sonst ist eine psychische Hygiene der Arbeit und Erholung von großer Bedeutung und wird von dem Vortragenden in umfassendem Sinne vertreten.

# Die psychische Hygiene und die Leibesübungen.

Von Geheimrat Professor Dr. **Robert Sommer,** Gießen.

Die Leibesübungen haben eine Jahrtausende lange Vorgeschichte und würden bestehen, auch wenn es keine zielbewußte psychische Hygiene gäbe. Aber durch die Verbindung mit letzterer gewinnen sie eine gesteigerte Bedeutung für das Leben der Völker. Schon während des großen Krieges trat ihre Notwendigkeit zur Erhaltung des deutschen Volkes in dringender Weise hervor. In der Schrift »Über die körperliche Erziehung der deutschen Studentenschaft« hat der Vortragende mitten im Kriege 1916 die Vereinigung der beiden Bewegungen vollzogen. Seitdem war er andauernd bemüht, an der Universität Gießen Einrichtungen für die Leibesübungen vom Standpunkt der psychischen Hygiene zu schaffen. Dabei entspricht jedoch unser Sportwesen durchaus nicht in allen Punkten den Grundsätzen der psychischen Hygiene. An Stelle der Züchtung einiger Preisträger verlangt der Vortragende eine Durchbildung der Gesamtheit mit psycho-physischer Messung der Leistungsfähigkeit aller Beteiligten, wobei sowohl die anfänglichen Werte als auch die Steigerungen bestimmt werden müssen. Vortragender weist auf eine Reihe von Degenerationserscheinungen hin, die der Sport zeigt, und verlangt, daß die psychische Hygiene der Pflege der Leibesübungen Richtung und geistigen Gehalt geben soll.

# Psychiatrische Erblichkeitsforschung und psychische Hygiene.

Von Geheimrat Professor Dr. **Robert Sommer**, Gießen.

In dem Programm der I. Tagung für psychische Hygiene waren zwei Referate über das genannte Thema vorgesehen, nämlich 1. *Rüdin*, Basel: Die Bedeutung der psychiatrischen Erblichkeitsforschung für die psychische Prophylaxe und 2. *Sommer*, Gießen: Die Frage der Inzucht vom Standpunkt der psychiatrischen Prophylaxe. Da Herr Kollege Rüdin verhindert war, sein Referat zu halten, habe ich unter der zusammenfassenden Überschrift einen kurzen Überblick über das ganze Gebiet gegeben.

Die psychiatrische Erblichkeitslehre muß in engste Verbindung mit der allgemeinen naturwissenschaftlichen Familienforschung gesetzt werden, die aus der älteren Genealogie hervorgegangen ist. Um die Abstammungsverhältnisse bei Pflanzen, Tieren und Menschen deutlich auszudrücken, war es notwendig, eine genealogische Zeichenlehre zu schaffen, die einen raschen Überblick über die Beziehung bluts- bzw. keimverwandter Elemente ermöglicht. Dies ist in dem Buch über Familienforschung und Vererbungslehre systematisch geschehen (III. Aufl. Seite 1 bis 23). An Stelle der von Stephan von Kekule eingeführten genealogischen Bezeichnungsweise, bei der die Person, um deren Ahnentafel es sich handelt, mit 1, die Personen der ersten Ahnenreihe mit 2—3, die der zweiten mit 4—7, die der dritten mit 8—15 usw. bezeichnet werden, sodaß also die erste Zahl jeder Ahnenreihe angibt, wieviel Personen darin enthalten sind (2, 4, 8, 16 usw.), — geht die naturwissenschaftliche Bezeichnungsweise von den Ahnenreihen aus und beginnt die Zählung mit der ersten Ahnenreihe (Vater und Mutter), sodaß die männlichen Elemente ungerade, die weibliche gerade Zahlen erhalten und in jeder Reihe mit 1 begonnen wird. Es ist z. B. A III 5 = der 5. Person der III. Ahnenreihe. Jedes solche Zeichen bestimmt die Stellung der Person in der Ahnentafel eindeutig, wobei Linien bzw. Reihen von Zeichen zu der Person, um deren Ahnenreihe es sich handelt, führen. Z. B. kommt man von A III 5 (m.) über A II 3 (m.), A I

2 (w.) zu der Person P. A III 5 ist also der Vater des Vaters der Mutter von P. —

Man kann mit Hilfe dieser Zeichen die Art der Blutsverwandtschaft dadurch ausdrücken, daß man für die Personen z. B. X und Y eine Gleichung in bezug auf die identischen Personen der beiden Ahnentafeln aufstellt, z. B. A III 5 und 6 von X = A IV 11 und 12 von Y. Wenn man bei blutsverwandten Menschen auf Geisteskrankheiten oder Psychopathien trifft, muß man sich zunächst klar machen, welche Person oder welches Ehepaar sie in ihrer Ahnentafel gemeinsam haben. Sodann muß geprüft werden, ob die geistigen Abnormitäten bei den blutsverwandten Personen vom klinischen Standpunkt exogenen oder endogenen Charakter tragen, im letzteren Falle, ob sich zwischen den Krankheitsformen eine gemeinsame Beziehung z. B. epileptischer, psychogener, neurasthenischer u. a. Art ergibt, und ob sich dieser klinische Grundcharakter auch bei dem gemeinsamen Ahnenpaar und dessen Vorfahren zeigt. Psychiatrie und Familienforschung müssen Hand in Hand gehen.

Mit Hilfe dieser Zeichenlehre kann man bei Heiraten von Blutsverwandten die Wirkung der Ehe auf die Zusammensetzung der Ahnentafel der Kinder leicht studieren, indem man die identischen Personen in der Ahnentafel durch Zeichen hervorhebt. Auf dieser Grundlage sind von dem Vortragenden in seinem Buch (l. c. S. 28) mathematische Formeln für die Wirkung von Blutsverwandtenehen verschiedenster Art entwickelt worden. — Zum Studium der Inzucht bei Pflanzen, Tieren und Menschen ist diese Zeichensprache ebenso unerläßlich wie in anderen Gebieten der Naturwissenschaft und in der Mathematik.

Viel schwieriger als bei der Ahnentafel ist die Schaffung einer genealogischen Zeichenlehre im Gebiet der Abstammungstafeln. Im Gegensatz zu dem mathematisch regelmäßigen Bau der Ahnentafeln handelt es sich bei der Deszendenz um rein empirische Verhältnisse mit wechselnder Kinderzahl in den einzelnen Reihen. In dem genannten Buch (l. c. S. 15), ist versucht, durch Verwendung bestimmter Buchstaben-Arten in den einzelnen Deszendenzreihen für solche Zwecke eine Zeichensprache zu schaffen. Aber diese Schreibart ist wegen der Zufälligkeit der Wahl reformbedürftig, und es ist daher sehr zu begrüßen, daß auf dieser Grundlage Herr Archivar *Immler* aus Aulendorf, der mich deshalb aufgesucht hat, unter Verwendung von Dezimalzahlen einen neuen Ausdruck für die Abstammungsverhältnisse gefunden hat. (Leider ist Herr *Immler* unterdessen gestorben, aber die Veröffentlichung seines Werkes ist zu erhoffen. Durch meine Mitteilung in Hamburg über seine Schreibweise habe ich seine Priorität gewahrt.)

Aus der Synthese von Ahnen- und Nachkommen-Schreibung

ergibt sich die Sippschaftstafel. Diese ist verhältnismäßig leicht darzustellen, wenn es sich nur um einige Generationen handelt, was zur Feststellung der Familientradition genügt. Hier hat Dr. Crzellitzer das Verdienst, eine klare Darstellungsweise gefunden zu haben. Für längere Generationsreihen kann man eine Kombination von Ahnen- und Deszendenztafel nach der Methode meines Buches (l. c. S. 18) wählen.

Für das Studium der psychiatrischen Vererbungserscheinungen ist die Anwendung der genealogischen Methode der Familienforschung sehr notwendig. Ferner muß die Psychiatrie in engsten Zusammenhang mit dem naturwissenschaftlichen Studium der Vererbungserscheinungen bei Pflanzen und Tieren gebracht werden. Dabei ist es vor allem notwendig, die Zusammenhänge des Psychologischen und Physiologischen mit dem Morphologischen zu studieren, weil jede Form letzten Endes das Resultat von bestimmten Bewegungserscheinungen physiologischer oder pathologischer Art ist. Hier eröffnet sich der Zusammenhang der Psychiatrie mit dem Studium der morphologischen Typen, wie dies neuerdings besonders von *Kretschmer* dargestellt ist. Das Problem ist schon alt und läßt sich schon im 16. Jahrhundert in der Lehre von den Temperamenten erkennen, aber es muß in jeder Zeit mit den Hilfsmitteln einer verbesserten Untersuchungstechnik von Neuem aufgenommen werden. In der Diagnostik der Geisteskrankheiten spielt die Beachtung der morphologischen Abnormitäten seit langer Zeit eine bedeutende Rolle.

Durch den morphologischen Einschlag in der neueren Psychiatrie ist diese mit der Rassenlehre in noch engere Verbindung gekommen, als dies schon vorher auf dem Boden der reinen Genealogie, besonders durch das Studium der Ahnentafeln und des sog. Ahnenverlustes, d. h. des Auftretens gemeinsamer Personen in den Ahnentafeln, geschehen war. Die Erweiterung der Familienforschung und Vererbungslehre in der Richtung der Rassenlehre war daher aus verschiedenen Veranlassungen genealogischer, psychologischer und morphologischer Art unbedingt notwendig. Die Entstehung von verhältnismäßig gleichartigen Gruppen von Menschen, die als Stämme oder Völker bezeichnet werden, beruht auf der Häufung von gleichen Ahnen in den höheren Ahnenreihen. Es handelt sich also im Grund dabei um das Problem der Inzucht. —

Die Notwendigkeit einer genealogischen Zeichenlehre gilt besonders auch für das Studium der Inzucht. Inhaltlich muß man sich hüten, bei der allgemeinen Beurteilung der Inzucht lediglich von Erfahrungen an der jetzigen Menschheit auszugehen. In dem ganzen Bereich der organischen Natur beruht die Entstehung von Arten und Rassen im wesentlichen auf Inzucht unter gleichartigen äußeren Bedingungen, also auf einem Zusammentreffen von endogenen und exogenen Verhältnissen. Auch bei der Züchtung von Arten und Rassen spielt die Inzucht mit Verwendung bestimmter äußerer Momente, z. B. der Ernährung, eine entscheidende Rolle. Die häufige degenerative Wirkung der Inzucht bei Menschen beruht lediglich darauf, daß bei Kreuzung von Blutsverwandten aus bestimmten Familien, in denen Krankheiten z. B. Tuberkulose, Epilepsie u. a., vorkommen, diese Krankheiten sich durch Inzucht befestigen und zum Stammcharakter werden. Man muß daher Inzucht mit Auslese und Inzucht ohne Auslese streng unterscheiden.

Es fragt sich nun, wie die bessere Auslese bei der Eheschließung in weiten Kreisen des Volkes gefördert werden kann. Hier treffen sich die Rassenhygiene und die neuerdings in den Vordergrund getretene psychische Hygiene. Grundsätzlich handelt es sich darum, zu bewirken, daß von vornherein bessere Keimelemente bei der Eheschließung im biologischen Sinne wirksam werden. Hierbei bildet die Ausschaltung von voraussichtlich schlechten Keimelementen eine negative Form der Einwirkung. Diese kann entweder gesetzgeberisch geschehen, indem bestimmten krankhaften Gruppen der Bevölkerung, z. B. Tuberkulösen und Epileptischen, ferner, was praktisch ebenfalls in Betracht kommt, Schwachsinnigen die Eheschließung verboten wird. Dadurch ist jedoch die außereheliche Progenitur nicht ausgeschlossen. Oder es kann bei bestimmten Gruppen, z. B. schweren Formen von Kriminalität die Sterilisierung in Betracht kommen.

Diesen negativen Arten der Einwirkung auf die Auslese im Volk steht die positive Art der Auslese gegenüber, die als freiwillige Betätigung in weiten Kreisen des Volkes geschehen kann, wenn dieses durch eine allgemeine geistige Bewegung von dem Ideal des natürlichen Adels erfüllt wird. Dieses Grundprinzip der freiwilligen Auslese habe ich in dem Buch über Familienforschung (l. c. S. 94) dargestellt und nach Möglichkeit zu fördern gesucht. Nach meiner Auffassung muß die Idee des natürlichen Adels das wesentliche Motiv der psychischen Hygiene werden.

Neben der besseren Auslese der Keimelemente bei der Eheschließung erhebt sich im sozialen Leben hauptsächlich die Aufgabe, Schädigungen nicht nur der einzelnen Volkselemente, sondern vor allem der Keimanlagen zu verhindern. Hierher gehört ein großer Teil von dem, was von der sozialen Hygiene schon angestrebt und geschaffen ist, so daß eine systematische psychische Hygiene die engsten Beziehungen zur sozialen Hygiene hat. Hierbei kommen nicht nur die Gewerbekrankheiten im engeren Sinne in Betracht, sondern alle Schädigungen, die bestimmte Berufsarten, z. B. durch Einseitigkeit und mechanische

Einschränkung der Arbeitsleistung in manchen Gebieten haben. Es gibt also auch eine psychische Hygiene der Arbeit und der Berufsgruppen. Hierher gehören z. B. die Bestrebungen auf Schaffung von öffentlichen Ruhehallen und Anwendung der Leibesübungen zur Betätigung des Gesamtmenschen im Gegensatz zu den maschinenmäßigen Betrieben mancher Berufe. Die psychische Hygiene muß also in den engsten Zusammenhang mit der sozialen Psychologie und der sozialen Hygiene gebracht werden.

# Die Psychische Hygiene der abhängigen Arbeit[1]).

Von Dr. med. et phil. **Wladimir Eliasberg** Nervenarzt, München.

Unter abhängiger Arbeit wollen wir im folgenden mit *Sinsheimer* eine solche Tätigkeit verstehen, »welche ausgeübt wird auf Grund freiwillig übernommener rechtlicher Verpflichtung, entgeltlich, und zwar als Dienst, d. h. in Abhängigkeit (Unterwerfung unter den Willen eines Anderen)«. Im übrigen haben wir es bei Arbeit mit sinnvoller Verwicklung von Zwecken zu tun und mit nichts anderem. (Vgl. hierzu *Eliasberg*, »Grundriß einer allgemeinen Arbeitspathologie«, Leipzig 1924 und derselbe »Richtungen und Entwicklungen der Arbeitswissenschaft«, Archiv für Sozialwissenschaft, Band 56, Heft 1 und 3.)

Daß die moderne Arbeit frei sei, daß der physische und rechtliche Zwang gegenüber den Arbeitsverfassungen früherer Zeiten weggefallen sei, gilt nur in einem beschränkten Umfang, denn alle abhängige Arbeit erfordert neben der Selbstbestimmung, welche an die Stelle des physischen Zwanges getreten ist, doch nebenbei auch dauernde Unterwerfung unter fremden Willen. Es ist ein kompliziertes Zusammenspiel von Unterordnung und Selbsttätigkeit das deutlich wird nicht nur in der militärischen Disziplin, sondern in der Disziplin jeden Betriebes. Der Schwachsinnige oder der Geisteskranke kann deswegen nicht arbeiten, weil er die Selbstbestimmung nicht aufzubringen vermag. Eine große Zahl von geistig gesunden Menschen jedoch reibt sich auf in dem dauernden Zwiespalt der Motivationen, indem sie die Motivation freiwilliger rationaler Einordnung, welche der freiwilligen Übernahme rechtlicher Verpflichtung entspricht, nicht aufzubringen vermag.

Man hat früher lange Zeit die Schädigungen der modernen Arbeit weniger in dem spezifischen psychologischen Verhältnis der Abhängigkeit, als in mehr physiolog. aufgefaßten Faktoren gesucht, nämlich in den Vorgängen der Ermüdung. Nun ist zuzugestehen, daß es bestimmte Grenzen der Leistungsfähigkeit gibt, welche nicht überschritten werden dürfen, ohne daß es zur Erschöpfung kommt. Auch wissen wir, daß es eine Reihe von gewerblichen Schädigungen gibt, welche zu groben Störungen des Organismus und selbst zum Tode führen können. Aber diese

[1]) Verfasser war verhindert, seine Ausführungen vorzutragen.

äußerste Grenze dessen, was dem Organismus zugemutet werden kann, gestattet nicht die Bestimmung der Leistungsfähigkeit im praktischen Einzelfall. (Vgl. hierzu neuerdings besonders *Arnold Durig*, »Die Theorie der Ermüdung« und derselbe »Die Ermüdung im praktischen Betrieb« aus Körper nud Arbeit, Handbuch der Arbeitsphysiologie, Leipzig, herausgegeben von *Edgar Atzler*, 1927.) Wir haben allen Grund zu der Annahme, daß es mehr auf die durchschnittliche subjektive Müdigkeit als auf die objektive Ermüdung ankommt, wobei wir ganz absehen wollen davon, daß die objektive Ermüdung durch Nutzleistung theoretisch und praktisch nur sehr schwer von physiologischen Verbrauchsvorgängen (Altern auch ohne Nutzleistung!) zu scheiden ist.

Die subjektive Müdigkeit, ein Leistungsgefühl, hängt ab von psychologischen Vorgängen der Funktionslust, andererseits der Sättigung, worauf neuerdings die Untersuchungen Kurt Lewins und seiner Schüler Licht zu werfen beginnen. Sie hängt ganz allgemein ab von der Arbeitsmotivation (*Eliasberg*, l. c. und Zeitschrift für die gesamte Neurologie und Psychiatrie, Band 102, 1926). Ein Beispiel für das letztere geben die Untersuchungen von *Marie Bernays* über Auslese und Anpassung der Arbeiterschaft in der modernen Industrie. *B.* fand, daß die subjektive Ermüdung vor dem Kriege abhing im wesentlichen von der Einstellung zum Kampf um den Achtstundentag; denn gerade die politisch interessierten Arbeiter, die als Funktionäre tätig waren, gaben die höchste Ermüdung an.

Es kann nicht wundernehmen, daß Persönlichkeiten mit einem besonders unausgeglichenen Affektleben, welche, wie wir wissen, ganz besonders stark unter subjektiven Müdigkeitserlebnissen leiden, nämlich viele Psychopathen, unter dem Zwange der abhängigen Arbeit, besonders häufig zu schweren Störungen kommen, wenn auch andererseits nicht verkannt werden soll, daß solche Personen ohne diesen Zwang noch mehr unter ihren, wie nun gerade hier deutlich sichtbar, in erster Linie subjektiv verursachten Unlustempfindungen verschiedenster Art leide. Es gibt hier eine ganze Skala von Empfindungen, welche sich schließlich bis zu der den Nervenärzten, so wohl bekannten schweren Insuffizienz gegenüber allen einige Konsequenz verlangenden Arbeiten steigern kann. Diese Erscheinung, namentlich auch die Explosivität, können auch akut als besondere Formen der Neurasthenie auftreten bei vorher ganz gesunden leistungsfähigen Individuen. Ich habe sie als Folge länger dauernder Erwerbslosigkeit (*Eliasberg* l. c.) beschrieben und auch die Explosivität der Erwerbslosen in der Masse in Beziehung gesetzt zu dem scheuen, mutlosen, gedrückten Wesen des einzelnen Arbeitslosen in der Sprechstunde. Hierher gehören auch eigentümliche Impulsdelikte chronischer Notzustände. (Vgl. *Eliasberg* und *Hirschberg* »Ein Fall von Notdiebstahl« in der Monatsschrift für Kriminalpsychologie, Band 18, 1927.)

Wenngleich auch somatische Störungen der verschiedensten Art namentlich bei Jugendlichen im Entwicklungsalter aber auch nach konsumptiven Erkrankungen bei Erwachsenen für das psychische Verhalten gegenüber dem Arbeitskomplex von Wichtigkeit sein können, so soll doch von ihnen hier abgesehen werden. Die typische psychische Störung, welche eine psychische Hygiene der abhängigen Arbeit notwendig macht, ist die *Ressentimentneurose*. Daß sie bei belasteten, konstitutionell abwegigen Individuen oft deutlicher wird als bei anderen, braucht uns hier nicht zu interessieren; denn diese Neurose kommt auch bei Menschen vor, welche wir nicht im Sinne des Gesetzgebers als krank und auch als nicht medizinisch krank bezeichnen müssen. Die eigentliche Ursache dieser Ressentimentneurose, auf welche die großen Psychologen seit *Nietzsche* immer wieder hingewiesen haben, hängt zusammen mit der Veränderung im sozialpsychologischen Habitus unserer Gegenwart. (Vgl. *Lederer*, Archiv für Sozialwissenschaft, Band 46, 1918 und *Eliasberg* »Der Arzt und das Wirtschaftsleben«, Vortrag auf dem III. Allgemeinen ärztlichen Kongreß für Psychotherapie, Baden-Baden, 1928.) Die abhängige Arbeit ist nämlich nicht nur gekennzeichnet durch das Erfordernis dauernder Bereitschaft zur Unterordnung, sondern auch durch eine Verschmälerung der Existenzbasis, welche sich aus der Trennung von den Produktionsmitteln ergibt. Damit und mit der so unheilvollen und keineswegs sachlich gerechtfertigten Tendenz zur Verjüngung in den Betrieben. (Vgl. *Eliasberg*, »Vertrauen und Wirtschaft«, Beitrag zur Psychologie der älteren Angestellten in Schmollers Jahrbuch für Gesetzgebung und Verwaltung, erschien im Dezember 1928) ergibt sich relativ ein gesteigertes Bedürfnis nach Sicherung, das sich immer mehr verstärkt, weil immer mehr Menschen in die gleiche Lage geraten und nun aus dem individuellen Erlebnis, ein Bewußtsein der Klassenlage wird. Hinzu kommt, daß auch die Schichten der Bildung und des bescheidenen Besitzes namentlich in der Nachkriegszeit in die gleiche materielle und seelische Lage gestoßen wurden. Durch diese letztere Schicht hat das so weit verbreitete Ressentiment neue und besonders gefährliche Zuflüsse erhalten.

Wie man sieht, ist an der psychischen Hygiene der abhängigen Arbeit nicht nur der einzelne Abhängige interessiert, sondern die Gesellschaft und Produktionsordnung als solche. Alle gesunden konservativen Tendenzen müssen an ihr mitarbeiten, wenn anders tiefgehende Erschütterungen vermieden werden wollen. Hierbei ist zu bedenken, daß die psychische Hygiene der abhängigen Arbeit ebenso wie die Psychotherapie der abhängigen Arbeit keineswegs einem bestimmten politischen Programm entspricht, vielmehr ist es, für die psychische Hygiene, das 1. Gebot in den politischen und wirtschaftlichen Kämpfen als solchen völlige Neutralität zu wahren. Die soziale Hygiene hat diese Neutralität auch dadurch zu bewähren, daß sie Tendenzen zur Selbsthilfe, und zwar kollektiven ebensowenig wie individuellen in den Arm fällt. Der Klassenkampf als solcher kann nicht abreagiert werden. Es ist kein Gegenstand der individuellen Psychotherapie.

Die Gegentendenzen gegen die psychische Hygiene der abhängigen Arbeit sind die gleichen, die wir überhaupt gegenüber allen hygienisch-prophylaktischen Bestrebungen der öffentlichen Wohlfahrt finden. Es sind 1. ein mißverstandener Darwinismus, der an Stelle der Volkshygiene das erhalten wissen will, was er unter natürlicher Selektion versteht, 2. eine Art von messianischer Einstellung, die wir gerade bei den Betroffenen finden, und welche auch in der Frühzeit die marxistische Theorie beherrschte: »Je schlimmer um so besser, denn um so eher kommt die Katastraphe«.

Die Bestrebungen psychischer Hygiene, welche wir historisch vorfinden, lassen sich folgendermaßen einteilen:

1. die s. g. Sozialreform einschließlich der Sozialversicherung als System der Maßnahmen von »oben«.
2. Das System der individuellen und kollektiven Selbsthilfe.
3. Das System der Gemeinschaftsbildungen, wobei die widerstreitenden Interessen auf gleichem Fuße sich begegnen und ein den jeweiligen Verhältnissen entsprechendes Kompromiß finden.

(Vgl. hierzu *Eliasberg*, Zeitschrift für die gesamte Neurologie und Psychiatrie, Band 102, 1926, »Übersicht der sozialreformerischen Bestrebungen«.) Ziel aller dieser Maßnahmen muß sein die Änderung der Motivationsstufe gegenüber den unvermeidlichen Notwendigkeiten der Arbeit und der auf Arbeitsteilung beruhenden Gesellschaft. Geschichtlich traten meist bestimmte Bestrebnugen einseitig in den Vordergrund. Die Sozialversicherung hat das Gefühl der Sicherung erhöht dadurch, daß zunächst die physische Existenz in ziemlich weitem Maße (Krankheit und Unfallschutz), späterhin die materielle Existenz (Alters-, Arbeitslosenversicherung) gesichert wurde. Zu gleicher Zeit breiten sich die Gewerkschaften aus und damit wird von einer zweiten Seite her das Interesse auf die materielle Existenz und ihre Sicherung gelenkt. (Lohnkampf zur Erhöhung des Anteils am Sozialprodukt.) Zum 3. sind für die gleiche Epoche charakteristisch die ersten Versuche, den Arbeiter mit der Tätigkeit als solche wieder auszusöhnen. (Ideelle Momente der verschiedensten Art, welche nun nicht der

Konsumtion im weitesten Sinne des Wortes, sondern dem Arbeiter als Produzenten zugewandt sind: Freude an der Arbeit, Besserung der Arbeitsverhältnisse als solcher, aber auch der allgemeinen Arbeitsbedingungen, Sorge für Freizeit, Erholung, vor allem Erholungstätigkeit; Nebenberuf; Wiedererweckung der Motivation des Vertrauens, der Hingabe, der Verantwortlichkeit; der Vertrauensposten und seine Bedeutung im Betrieb und Büro.) Vieles hiervon wird leicht und nicht immer mit Unrecht so aufgefaßt, als ob der einzelne Arbeiter an das Werk gebunden und dadurch in der Wahrnehmung seiner Interessen behindert werden soll.

In Amerika, wo die Initiative des Staates noch durch eine veraltete Auffassung der individualistischen Bestimmungen der Verfassung so gut wie ganz ausgeschaltet ist, haben nach neueren Berichten die einzelnen Unternehmungen versucht, Einrichtungen im Sinne unserer Sozialversicherung zu schaffen, die sich durchzusetzen vermochten. (Vgl. auch *Homes Folks*, die Verteilung von Krankheitskosten i. d. Ver. Staaten, Berichte d. internat. Konferenz f. Wohlfahrtspflege u. Sozialpolitik, Paris, 9.—13. Juli 1928.) Allgemein kann gesagt werden, daß die gleichen Einrichtungen in Deutschland einem Mißtrauen begegnen, wenn sie irgendwie aus der privaten Initiative des Unternehmers erwachsen. (Näheres bei *Eliasberg*, l. c.)

Unter bestimmten Umständen wird die latente Ressentimentstimmung manifest als Neurose. Diese Umstände sind typische Zwischenfälle des Arbeitslebens. 1. wie wir schon ausgeführt, Zustände von Arbeitslosigkeit, 2. abnorme Betriebsverhältnisse, nämlich Unfälle.

Die Beurteilung der Unfallneurose ist deswegen so sehr erschwert, weil ihr in gar nicht seltenen Fällen Menschen unterliegen, die in jeder Weise bewährt, auf ein tüchtiges Arbeitsleben zurückblicken können und die dennoch nach an sich nicht beträchtlichen Unfällen in ihrer ganzen Persönlichkeit schwer erschüttert scheinen, die andererseits in plumper Weise einzelne Symptome offenbar simulieren. Für solche Fälle ist eine rein soziale Behandlung (entweder Gewährung der Ansprüche oder Ablehnung) völlig unzureichend. Sie sind im Zusammenhang einer sozialpsychologisch fundierten Revision der sozialen Gesetzgebung psychischtherapeutisch zu behandeln. Ziel dieser Behandlung muß sein Eingliederung in die wirtschaftende Gesellschaft. Eines der vornehmsten Mittel zur Wiedereingliederung ist, abgesehen von der Behandlung des Affektsystems, Vertiefung der Einsichten in die sozialen und wirtschaftlichen Zusammenhänge und dies sowohl bei den Unfallneurotikern als den mit der Behandlung betrauten Ärzten. (Näheres bei *Eliasberg* »Die Therapie der Unfallneurose« im Handbuch der Unfallneurosen, im Erscheinen.)

# Psychohygiene der Großstadt.

Von Prof. Dr. med. et phil. **Wilhelm Weygandt**, Hamburg.

Die Großstadt erschwert nicht nur durch Naturentfremdung die Körperhygiene, sondern sie wirkt auch auf die Geisteshygiene vielfach ungünstig ein. Die Wohnungsnot drückt seelisch auf die Einwohner, vermehrt Reibungen, macht die Kinder zu Zeugen bedenklicher Szenen, treibt viele aus dem Frieden des Heims.

Trennung zwischen Wohnung und Arbeitsstätte, an sich hygienisch günstig, führt bei allzugroßer Entfernung doch zur Abhetzung und Abspannung.

Lärmschutz ist noch sehr unentwickelt. Kranke, Geistesarbeiter, sensible Naturen leiden mehr oder weniger schwer, insbesondere auch infolge vielfacher Nachtruhestörung. Technik des Haus- und Straßenbaues könnte lindern, mehr aber noch die Erziehung der Einwohner. Lärm produzieren, wie Teppichklopfen, auch Musiküben usw. sollten streng befristet werden. Gegen Grammophon und Lautsprecher in der Öffentlichkeit läßt sich vorgehen. Türzuschlagen, Poltern auf den Treppen usw. ist durch Erziehung zum rücksichtsvollen Benehmen zu überwinden. Wichtig ist polizeiliches Vorgehen gegen die Motorfahrzeuge, besonders Krafträder.

Die Wohndichtigkeit bedingt in Fällen psychischer Erkrankung stärkere Anstaltsbedürftigkeit; in Hamburg ist für 250 Einwohner ein Anstaltsplatz erforderlich. Großstädte sind Sammelbecken für den Zustrom zahlreicher minderwertiger, vom Wandertrieb Bewegter, Labiler und Glückssucher, die bei Mißerfolg leicht psychotisch geschädigt werden. Der unumgängliche Aufwand für Minderwertige ist horrend, in Hamburg bereits mehrere Jahre vor dem Kriege größer als der gesamte Einkommensteuerertrag.

Großstädte sind Sammel- und Brutstätten für sexualpathologische Fälle, wie auch für die Rauschgiftsüchtigen, unter mancher Wechselbeziehung, so wird Kokainmißbrauch besonders von Prostituierten getrieben. Der Alkoholismus findet ebenfalls in der Großstadt den günstigsten Nährboden, während in der Kleinstadt und auf dem Dorf der Trinker viel eher der Verachtung verfällt. Hamburg hat nahezu $1/2$ Million Plätze in alkoholschänkenden Lokalen! Die im Kriege so gut wie verschwundenen Alkoholpsychosen sind wiedergekehrt, weniger freilich Delir, Halluzinose, Korsakow, als Degeneration und Erregung durch Alkohol.

Am stärksten psychisch gefährdet ist die Großstadtjugend, deren Überwachung immer schwieriger, deren Aufreizung durch Reklame und Beispiel immer verführerischer wird. Ein geschlossenes Familienleben wird immer seltener und schwieriger, verfrühtes Vorwegnehmen aller erdenklichen, oberflächlichen Genüsse, auch des Sexualverkehrs, immer häufiger.

Einen gewissen Schutz, wenn auch nicht vor Entheimung, so doch vor dem Verfall in Sinnentaumel, bietet der Sport und in mancher Hinsicht die Wochenendbewegung, wennschon der Muskelkultus der Sportfreunde die Entgeistung verschlimmert.

Wohnungshygiene, Zugänglichmachung schöner Umgebung, Alkoholbekämpfung, aber auch straffere Erziehung sind die nächsten Abhilfmittel.

# Die Bedeutung der Genußgifte und der Bekämpfung der Genußgiftsuchten für die psychische Hygiene und Prophylaxe [1]).

Von Sanitätsrat Dr. **Otto Juliusburger**, Berlin.

Es ist eine bedauerliche Tatsache, daß in der Nachkriegszeit langsam, aber stetig der Verbrauch alkoholischer Getränke zugenommen, besonders auch, wie der Tabakmißbrauch, das weibliche Geschlecht und die Jugend erfaßt hat. Daneben machen sich auch die anderen bekannten Rauschmittel, wie Morfin, Opium, Kokain, Eukodal u. dgl. mehr, in steigendem Grade geltend, — und wenngleich die letzteren gegenüber dem Alkoholmißbrauch und Nikotinismus an allgemeiner sozialer Bedeutung zurücktreten, so bedürfen selbstverständlich auch sie wachsamer Aufmerksamkeit und nachdrücklicher Bekämpfung. Die Fürsorgestellen berichten in vollständig übereinstimmender Weise die ständige Zunahme der Hilfesuchenden, — sicherlich ein Barometer für den Anstieg der Genußgiftsuchten. Immer wieder tritt an uns Ärzte das Verlangen heran nach einem Mittel, welches heimlich dem Kranken beigebracht werden könne, um ihn in unauffälliger Weise von seiner Sucht zu heilen[2]). Hier tut allgemeine Aufklärung not; ebenso muß die Angst vor der plötzlichen, radikalen Entziehung durch Belehrung beseitigt werden. Sehr wichtig ist die Kenntnis, daß die Entziehung eines Genußgiftes noch lange nicht eine vollständige Kur bedeute und sogar kaum vor baldigem Rückfall schütze. Die Gefahr bleibt bestehen, auch dann, wenn zunächst körperliches und seelisches Wohlbefinden sich wieder eingestellt hat, ja gerade durch eine neu gewonnene Euphorie wird nicht selten der Weg zur eben erst losgewordenen Genußgiftsucht geebnet. So wenig vor einer Entziehungskur eine Psychotherapie, etwa eine *Freud*sche Psychoanalyse oder Adlersche individualpsychologische Behandlung dahin führen kann, die klinisch erprobte Entziehung überflüs-

---

[1]) Die Ausführungen des am Erscheinen verhinderten Verfassers wurden verlesen.

[2]) *Juliusburger:* Trunksuchtmittel oder Antialkoholtherapie. Fortschritte der Therapie, 1925, Heft 19.

sig zu machen, so dringend notwendig ist nach erfolgter Entziehung eine richtig geleitete seelische Behandlung. Vorher kann eine solche keinen Erfolg haben, weil durch den fortgesetzten Gebrauch des Genußgiftes das Gehirn derartig verändert ist, daß eine rein psychische Therapie nicht zum Ziele führen kann. Wir müssen von der Grundvorstellung [3]) ausgehen, daß die Ganglienzellen Energie-Akkumulatoren und Transformatoren darstellen; gerade die letzteren, besonders die zu den Höchstleistungen der Transformation von psychischer Energie bestimmten Transformatoren leiden durch den dauernden Gebrauch der Genußgifte; nur durch den Wegfall dieser können die feinsten Energie-Transformatoren der Gehirnganglienzellen wieder ihre Arbeit verrichten. Dann ist der Augenblick gekommen, um den vorher Kranken aufs neue an die Aufgaben des Lebens anzupassen. Es kann hier nicht auf alle Triebfedern eingegangen werden, die zu den Genußgiftsuchten verführen; abgesehen von den Vererbungsfaktoren, die ich hier absichtlich übergehe, wird es sich wohl immer um eine Herabsetzung der Fähigkeit handeln, aus eigenem Energievorrat den Betrag frei zu bekommen, der erforderlich ist, um die dem Leben gestellten Aufgaben lösen zu können. Intrapsychische Insuffizienzgefühle werden den ersten Anlaß geben, um durch den Gebrauch von Genußgiften die Dysphorie zu beseitigen [4]).

Falscher Ehrgeiz, durch übertriebene Anspannung der Kräfte und ihren so frühzeitig herbeigeführten Verbrauch, im Kampfe um das Dasein an bevorzugte Stelle zu gelangen, können dazu verführen, durch Genußgifte zu täuschenden, schließlich zerstörenden Energien greifen zu lassen; auf der anderen Seite läßt seelische Leere, Mangel an großen Lebenszielen, an kraftspendenden Idealen, Dürftigkeit der allgemeinen Interessen an Stelle der inneren Federkraft Hilfe in den Genußgiften suchen. Enttäuschungen und so entstandene Mutlosigkeit, Verzagtheit und Verzweifelung führen zum bekannten Sorgenbrecher, der schließlich sich doch als ein großer Betrüger erweist. Dazu kommen natürlich die sozial bedingten Vorurteile, die soziogenetischen überwertigen Ideen der Unentbehrlichkeit der bekannten Genußgifte, ihrer vermeintlichen Notwendigkeit zur Aufrechthaltung gemütlichen Beisammenseins, ihrer Fähigkeit, bei Ermangelung auffrischende, anregende Kraft zu spenden, Schutz und Trutz gegen alle möglichen Gefahren zu geben, die der Gesundheit drohen. Friedrich Albert Lange, der berühmte Verfasser der Geschichte des Materialismus, dessen 100.

---

[3]) *Juliusburger*, Bemerkungen zur Pathologie der Ganglienzelle, Neurologisches Zentralblatt, 1896 Nr. 5.

[4]) *Juliusburger*, Zur Psychologie der Genußgifte, Blätter für Gesundheitspflege, 1925, Heft 12.

Geburtstag am 28. September wir alle sehr ernsthaft und nachhaltig gedenken sollten, schrieb die bedeutsamen und für unser Thema gerade im Hinblick auf die Gegenwart wichtigen Worte:

»Ja, vielfach ist das, was als lärmende oder sinnlose Freude an eitlen Vergnügungen erscheint, eben nur eine Folge der übermäßigen, aufreibenden und abstumpfenden Arbeit, indem der Geist durch das beständige Hetzen und Wühlen im Dienste des Erwerbs die Fähigkeit zu einem reineren, edleren und ruhig gestalteten Genusse einbüßt. Es wird dann eben auch die Erholung unwillkürlich mit der fieberhaften Hast des Gewerbes betrieben und das Vergnügen nach den Kosten bemessen und gleichsam pflichtmäßig in den dazu bestimmten Tagen und Stunden abgemacht.« In der Tat, die moderne Hetze und jagende Unruhe, die unser ganzes Leben erfaßt hat, gibt, namentlich für hierzu noch disponierte Individuen keine kleine Verführung, zu den Genußgiften, als einer zunächst allzuleicht bereiten Peitsche zu greifen, um die leib-seelische Maschine immer mehr und schneller anzutreiben. Die Kurzsichtigkeit bemerkt nur hierbei nicht, daß auf diesem falschen Wege eine uneinbringliche, unausgleichbare Energievergeudung stattfindet, wogegen gar nicht früh genug Wilhelm Oswalds Energetischer Imperativ: »Vergeude keine Energie, verwerte sie«, entgegengehalten und vor allen Dingen klar, sachlich eingehend dargelegt werden kann.

Alle diese seelische Faktoren müssen daher in Behandlung der Suchtkranken eine wesentliche Rolle spielen; aber es wäre völlig verfehlt, erst und allein dann sie in Angriff nehmen zu wollen, wenn bereits die Krankheit mit allen ihren Folgen ausgebrochen ist. Da eröffnet sich für die psychische Hygiene und Prophylaxe ein großes Feld der Betätigung. Zur psychischen Hygiene gehört ein festes Lebensziel, ein Ideal, das uns voranleuchtet und immer wieder durch seine Leuchtkraft mit neuem Lebensmute erfüllt, wenn die seelischen Kräfte im Kampfe um das Dasein zu erliegen drohen. Gegen den Pessimismus, der gerade heute allzuleicht und mit recht kräftigen Beweisstücken sich nahen kann, muß die wissenschaftlich verankerte Überzeugung der trotz aller Rückschläge doch siegreich sich durchsetzenden allgemeinen Entwicklung ins Feld geführt werden. Dem Evolutionismus, in Biologie, Psychologie und Soziologie aufgezeigt, dazu energetisch erfaßt, müssen wir die starken, aufwärts treibenden Energien entnehmen. Besonders muß der Allgemeinheit immer wieder anschaulich klargemacht werden, wie sehr alle Genußgifte geeignet sind, trotz, ja wegen ihrer scheinbaren Euphorie spendenden Wirkung, die höchsten und für den Lebenskampf wichtigsten Gehirnmechanismen, die feinsten Energietransformatoren zu lähmen, schließlich zu zerstören, sodaß die Niederlage im Lebenskampfe nur eine Frage der Zeit sein kann. Selbstverständlich darf eine psychische Hygiene niemals losgelöst sein von der Notwendigkeit einer wirtschaftlichen, materiellen Hygiene. Das Existenzminimum, ein wirklich ausreichender Wohnungsraum, eine fruchtbare Bodenfläche müssen gesichert sein, sonst kann der psychische Überbau nicht gelingen. Gerade zur Erreichung dieser Notwendigkeiten gehört aber ein rüstiges, narkosefreies Gehirn. Diese Wahrheiten zu verbreiten, gehört zu den Aufgaben der psychischen Hygiene und Prophylaxe.

# Die Bedeutung der sexuellen Aufklärung und der Verhütung der Geschlechtskrankheiten für die psychische Prophylaxe.

Von Prof. Dr. **Felix Pinkus**, Berlin.

Sexuelle Aufklärung, verbunden mit Verhütung der Geschlechtskrankheiten, hat eine sehr große Bedeutung für die psychische Prophylaxe, d. h. für die Garantierung ungestörten Ablaufs normalen geistigen Lebens. Die mächtige Wirkung erster Eindrücke beeinflußt im höchsten Grade und dauernd das Kind, wie schon vor mehr als 150 Jahren *Abbt*, *Hamann*, *Herder* ausgesprochen haben. Labile Kinder werden durch die ersten geschlechtlichen Vorgange, normale wie krankhafte, überrascht und erschreckt, und geraten aus dem geistigen Gleichgewicht.

Zwar geht ein großer Teil von Knaben und Madchen ohne jede Erschütterung ihrer Psyche in die Pubertat hinein, nimmt deren Körperentwicklung und ihre neuen ungewohnten Körperfunktionen ohne besondere Verwunderung hin, wird auch wenig durch die seelische Umwertung gestört. Ein viel kleinerer Teil der Mannbargewordenen geht ohne heftige Schwankungen auch durch die Pubertät hindurch bis zum praktischen Abschluß, d. h. zum geregelten Geschlechtsverkehr. Diese stets in seelischem Gleichgewicht lebenden Menschen brauchen keine sexuelle Aufklärung für ihr seelisches Wohlbefinden.

Andere absolut als normal zu betrachtenden Kinder durchlaufen die Zeit der Mannbarwerdung mit den allergrößten seelischen Beschwerungen, werden oft geradezu aus der ihnen anscheinend bestimmten Lebensbahn geworfen. Ihre Beschwerden bestehen vor allem in Ängsten, diese Angst aber ist der Zustand des Geistes gegenüber unbekannten Dingen, die er als drohend, als Gefahren ahnt, Unfahigkeit zu Konzentration der Gedanken auf etwas anderes als auf die Furcht vor Kranksein und Sterben: das ist Todesangst. Sexuelle Aufklärung besteht in dem Bekanntmachen damit, daß künftige Dinge, die das Kind zum geschlechtsreifen Menschen machen, natürlich und unvermeidbar seien für das Leben und seinen Zweck, mit Gleichmut, sogar mit Freude zu erwarten, erträglich und selbst wünschenswert, angenehm seien. Für viele Kinder ist das unvorbereitete Eintreten unerwarteter Ereignisse, frühzeitiger Orgasmus, später die Menstruation der Mädchen und meist noch später der Samenerguß der Knaben ein Schok. Über diesen kommen viele nie hinweg, weil ihnen für diese zu den übrigen Empfindungen des Lebens hinzukommenden Gefühle die richtige Deutung fehlt und sie mit ihren Gedanken auf falschen Wegen irren. Die neuen Gefühle und Absonderungen, an den bisher nur zum Urinieren gebrauchten Organen kann das Kind sich nicht von den Erwachsenen seiner Umgebung so deuten lassen, wie krankhafte Vorgänge an anderen Körperteilen. Die zwar arglos, aber doch aus Erziehungsgründen abgesondert vorgenommenen Entleerungen aus den unteren Bauchöffnungen werden schon durch diese Isolierung selbst als Grund zum Verbergen, sich schämen und als unanständig gefühlt. Auf all dies, die Gedankenwelt Störende kann vor seinem Auftreten durch ungefragte Aufklärung vorbereitet und die zu befürchtende Erregung vermieden werden. Dazu kommen unklare Punkte aus der Lektüre, ganz besonders der Bibel, von der Schöpfung des Weibes und dem Sündenfall an bis zu Sodom und Gomorrha, von der unbefleckten Empfängnis bis zu den Sünden der Sünderin, welche jedem Kinde ungefragt bleibende Fragen in Hülle und Fülle bieten. Vom Kind gestellte Fragen läßt man, gerade weil es sich um heilige Dinge handelt, meist ungenügend beantwortet, sind doch biblische Dinge nicht natürlich zu deuten sondern göttliche Offenbarung, an der zu zweifeln Sakrileg ist. All diese Fragen sind **sexuelle** Fragen. Ihre Aufklärung vermeidet, ohne alle Gefahren für das Kind, sexuell bedingte Schäden.

Worin könnte der durch die frühzeitige Aufklärung anzurichtende Schaden liegen? Die Aufklärung bezieht sich auf die Organe, die dem Kinde zu berühren verboten sind. Das Verbot hat viele berechtigte Gründe, darunter, daß sie anderen nicht gezeigt werden sollen und so zu geheimen, unanständigen gestempelt werden. Auf sie ist durch Beantwortung hinzulenken, man lehre sie als Teile des Körpers betrachten wie alle anderen. Was nichts besonderes ist, in das wird nichts hineingeheimnist. Wenn die neuen Funktionen der Geschlechtsorgane vorhergesagt werden, muß äußerliche Erwartung und psychische Befangenheit bis zu einem hohen Grade fortgenommen werden, und es werden dann auch neue Beobachtungen und Gefühle ungeniert in ihrer Bedeutung erfragt werden, ohne daß bei all dem in den Kindern der Gedanke an Krankheit und Furcht vor dem Sterben, die mit jeder Krankheit verbunden ist, auftauchen kann.

Vor der sexuellen Aufklärung über normale Vorgänge in den Geschlechtsorganen taucht die stets sehr früh in voller Unschuld gestellte Frage nach der eigenen Herkunft auf der Welt auf. Das Wissen darum beseitigt viele Geheimnisse und beseitigt vor allem die Versuche, auf ungewünschten Wegen deren Deutung zu erreichen.

Die Beantwortung aller Fragen durch sexuelle Aufklärung ist nicht nur wichtig, um Angst und Todesfurcht zu verhüten. Sie ist wichtig, um die Furcht vor dem Leben zu erleichtern, die im Kinde beim Beginn der Pubertät auftritt. Der Weg zur Vermeidung aller dieser Lebenssorgen liegt nahe: das Suizid, das so selten ist bei Kindern, so häufig bei Jugendlichen, als Folge der Depression über die ungewisse, unüberwindliche Schwierigkeiten und Gefahren vorstellende Zukunft bei noch nicht vorhandener Kenntnis des Lebenswertes:

Das Zweifeln an der Fähigkeit, durch dieses angsterregend nahende Leben hindurchzukommen! In seinem eigenen, zitternden Fühlen glaubt der Erwachsende, daß die anderen nur durch stumpfe Geistlosigkeit das Leben ertragen oder im Gegenteil, er glaubt im Gefühl eigener Minderwertigkeit, daß die anderen durch höhere Intelligenz und Fähigkeit sich in das schwere Leben hineinzuwagen, den Mut aufbringen.

Zur sexuellen Aufklärung kommt mit dem Momente, wo man vermutet, daß der mannbar gewordene Mensch zur Ausübung seiner Geschlechtsfähigkeit schreiten könnte, die Darlegung der Gefahren erotischen Geschlechtslebens hinzu, die Warnung vor den Geschlechtskrankheiten. Dieser Teil der Belehrungsarbeit bietet unendlich mehr Schwierigkeiten. Die Bedeutung der Aufklärung über die Verhütung der Geschlechtskrankheiten ist für die psychische Prophylaxe eine ganz frühe und eine ganz späte. Die frühe Bedeutung besteht in der Erhaltung des seelischen Gleichgewichts für Menschen, die von Sexualverkehr sich fern halten und für solche, die sich nicht fern halten, aber durch unsere prophylaktischen Methoden die Geschlechtskrankheiten von sich fern halten. Es sind psychische Störungen, sie liegen im Gebiete der Neurasthenie. Die späte Bedeutung bezieht sich allein auf die Geschlechtskrankheiten, sie besteht in dem Schutz vor Krankheitsfolgen bei Menschen, denen der Schutz vor den Krankheiten nicht geglückt ist, die also geschlechtskrank, vor allem syphilitisch geworden sind. Sie liegen im Gebiet der Neurasthenie als Furcht vor den Folgen organischer Hirn- und anderer Nervenerkrankungen, und sodann in diesen organischen Gehirnkrankheiten selbst.

Alle sexuelle Aufklärung reizt die Psyche nach anlockender und nach abstoßender Richtung, je nach der psychischen Grundlage, auf welche sie bei den Aufzuklärenden trifft. Sie hat also nicht bloß gute Wirkung. Sie zerstört viel Ideale und alle romantischen Gedanken der Liebe. Aber viele andere moderne Verhältnisse, diejenigen der Wohnungs-, Ernährungs-, Verdienst- und Denkarten der Neuzeit zerstören davon ebensoviel. Deswegen brauchen wir uns nicht allzuviel Gewissensbisse über den Schaden unserer Tätigkeit zu machen. Fehlende Aufklärung ist nicht richtig, denn die Sexualneugier kommt doch immer hervor, der erotische Instinkt kommt oft schon lange vor der Pubertät zum Vorschein. Sexuelles übt zwar jeder Erwachsene aus, vom Sexuellen aber irgendetwas zur Kenntnis zu bringen, verbot gestern noch die Moral, die den Kindern und jungen Leuten geschlechtslos gelehrt wird. Die Menschen entstehen und sie vermehren sich, das verlangt die Natur, auf dem Wege der geschlechtlichen Fortpflanzung; die Kenntnis über die Art des natürlichen Vorgangs dabei offen den noch nicht sexuell Tätigen darzulegen, verbietet diese Moral. Aber sie gestattet Storch- und Kinderteicherzählungen — mit allen Einzelheiten — sie gestattet die Verletzung der Wahrheit und gestattet damit, die Achtung vor den Erwachsenen zu schädigen. Die Natur verlangt die Fortpflanzung und erreicht sie dank dem Trieb zum Geschlechtsverkehr; der Trieb zur Fortpflanzung ist die Nebenerscheinung des Triebes zum Geschlechtsverkehr. Der sexuell tätige Mensch hat nicht zum Ziel die Fortpflanzung, sondern den Geschlechtsgenuß, das Ziel zur Fortpflanzung ist ihm nur religiös eingeprägt worden, er hat es gar nicht bei seinem Tun; die Fortpflanzung tritt als Erfolg mit ein. Der psychische Wunsch ist die Vereinigung von Mann und Frau unter ganz anderen Verhältnissen und Bedingungen als die staatlich verlangte geschlechtliche Moral in der Ehe es wünscht. Religion, staatserhaltende Lehre, von den Alten der Jugend beigebrachte Sittenlehre gestatten nur die Ehe und verbieten die Unehelichkeit im Geschlechtsverkehr. Die Jungen empfangen kritisch alle Lehren der Alten, sie zweifeln an dieser Lehre, denn sie fühlen in sich den Zug zum anderen Geschlecht ohne Gedanken zur Ehe, ohne Gedanken zum Kind, ja mit Furcht vor dem Kind, und sie wissen ja, daß sie von Kindheit an von den Erwachsenen nach dieser Seite hin angelogen wurden. Die Wünsche unehelichen Verkehrs bestehen: sie werden allgemein in die Tat umgesetzt. Hier setzt der neue Gedanke der sexuellen Aufklärung ein, der nicht mehr wie in puritanischen Zeiten alles zu wissen verbietet, was sexuell ist. Der Gedanke rechtzeitiger, d. h. sehr früher sexueller Aufklärung sieht ein, daß, was früher als nicht vorhanden, als verboten, als Sünde dargestellt wurde, doch ausgeübt wird, daß es Unwahrhaftigkeit und künstliche menschliche Anordnung ist, davon nicht zu sprechen. Im patriarchalischen Staat ging das meist mit Lebensverneinung und Androhung schwerer Strafen: im modernen Leben gibt es mehr und mehr Zweifler an allen sogenannten Idealen der alten Zeit, abtrünnige Jugend (wenn sie auch später, wie Lindsey so hübsch ausgeführt hat, wieder rechtgläubig wird): dieses zu beachten, ist Pflicht moderner Auffassung: was besteht, zu erklären und dabei was schadet, zu verhüten, mit dem von der Natur Aufgezwungenen sich zu vertragen.

# Die psychische Hygiene des Sexuallebens.

Von Dr. **Otto Kauders**, Wien.

Indem die Bewegung der psychischen Hygiene die Sexualhygiene in ihren Aufgabenkreis mit einbezieht, stellt sie sich mitten hinein in eines der brennendsten und viel diskutiertesten Probleme der Gegenwart, in das Problem der sexuellen Frage. Während der körperlichen Hygiene die Fürsorge für die körperliche Sexualhaltung in den verschiedenen Lebensperioden und bei beiden Geschlechtern obliegt, während die Eugenik oder Rassenhygiene ihr Interesse dem Sexualleben hauptsächlich vom Standpunkte einer biologisch wertvollen Fortpflanzungsfunktion zuwendet, erstreckt sich der Wirkungskreis der psychischen Hygiene des Sexuallebens auf andere Gebiete, ohne dabei je der engen Zusammenarbeit mit den beiden genannten Disziplinen entraten zu können, wie dies in der psychophysischen Struktur des Sexualtriebes begründet liegt. Die psychische Sexualhygiene, wenn ich sie so nennen darf, wird sich in erster Linie zu beschäftigen haben mit der Einordnung der sexuellen und erotischen Gefühle, Strebungen und Gedanken in ein im Gleichgewicht zu erhaltendes, seelisches Kräftespiel und mit der Rückwirkung der körperlichen Sexualäußerungen auf das Seelenleben in Hinblick auf dessen Gesunderhaltung. Während die körperlichen Sexualäußerungen organischen Gesetzmäßigkeiten unterliegen und in deren Gefolge in einer bestimmten Regelmäßigkeit und Einheitlichkeit auftreten, während sogar die Rückwirkung körperlicher Sexualereignisse in bestimmten Lebensperioden — es sei hier z. B. auf die von *Ch. Bühler* bei beiden Geschlechtern beschriebenen Pubertätsverläufe verwiesen — gewisse typische Gemeinsamkeiten aufweist, ist die Psychosexualität, die psychische Struktur des Sexualtriebes des Einzelnen, etwas Einmaliges, das nicht nur eine beträchtliche seelische Differenziertheit aufweist, sondern auch weitgehend von sozialen und Milieufaktoren gestaltet wird. Die psychische Sexualhygiene kann daher nur in bestimmten immer typisch wiederkehrenden Konstellationen des sexuellen Lebens und für typische sexuelle Konfliktssphären allgemeine Regeln aufstellen oder prophylaktische Maßnahmen empfehlen, sie wird aber dabei stets in besonderer Weise darauf eingestellt sein müssen, dem Sexualschicksal des Einzelnen, das in eine seelische Persönlichkeit eingebettet ist, die bestehenden Möglichkeiten und richtigen Wege zu weisen.

Ein praktisches Beispiel möge das erläutern. Die Frage nach der Möglichkeit oder dem Schaden länger dauernder sexueller Abstinenz wird viel diskutiert und ganz verschieden beantwortet. Mit annähernder Gültigkeit läßt sich diese Frage vielleicht vom physiologischen Standpunkte aus beantworten, gehen wir aber von der psychischen Sexualstruktur des Einzelnen aus, so muß ihre Beantwortung rein individuell ausfallen, sie wird sich, selbst zwei ganz ähnliche Temperaments- und Sexualveranlagungen vorausgesetzt, weitgehend nach Milieu und sozialen Verhältnissen richten müssen. Was z. B. die sexuelle Abstinenz vor dem Eintritt in die Ehe anlangt, so kann sie dem Einen innerhalb seiner moralischen oder religiösen Tendenzen als erstrebenswertes und mögliches Ziel erscheinen, sie wird sich aber für den Temperamentstypus eines Anderen als kaum zu ertragende Bedrückung erweisen. Während für den Angehörigen gebildeter Stände diese Frage Gegenstand einer wechselnden Einstellung sein kann, ist sie für den Arbeiter überhaupt kein Problem, wie *Riese* kürzlich richtig hervorgehoben hat. Der Arbeiter lebt eben nicht sexuell abstinent, nicht, weil er nicht sexuell abstinent leben kann, sondern weil ihm infolge der Gepflogenheiten seiner sozialen Schichtung das Problem als solches gar nicht auftaucht.

Indem wir so einen großen Teil der psychischen Sexualhygiene der Einzelberatung zuweisen und zuweisen müssen, legen wir uns die Frage vor, wo denn die allgemeinen Aufgaben einer psychischen Sexualhygiene, jene schon erwähnten typischen Sexualkonstellationen und Sexualkonflikte, gelegen sind. Hier ist vor allem auf jene Sexualperioden hinzuweisen, die durch physiologische Ereignisse ihre besondere Fundierung erfahren, auf Pubertät und Klimakterium, bei der Frau auf Menstruation und Schwangerschaft, aber auch auf andere, mehr erlebnismäßig gekennzeichnete Perioden, wie sie bei beiden Geschlechtern etwa nach dem ersten Sexualverkehr, beim Eintritt in die Ehe auftreten. Ganz im besonderen wird man von der psychischen Sexualhygiene das zu sagen haben, was von der psychischen Hygiene im allgemeinen gilt: sie soll möglichst frühzeitig einsetzen, sie soll auch an den frühesten Kinderjahren nicht achtlos vorübergehen, sie soll mit ein wichtiger Bestandteil des Erziehungs- und Bildungswerkes der jugendlichen Persönlichkeit werden. Die psychische Sexualhygiene soll gelehrt, erfaßt und erlebt werden, solange die kindliche oder jugendliche Sexualität noch in Bildung begriffen ist und eine gewisse Plastizität besitzt. Sexualhygienische Forderungen bei Erwachsenen mit fixierten Sexualverhältnissen werden sich viel schwerer durchsetzen können.

Was zunächst die Sexualhygiene des Kindes anlangt, so wird es sich unter anderen nicht nur für den Arzt, der im Dienste der psychischen Hygiene steht, sondern auch für den Pädagogen als notwendig erweisen, sich mit dem Wesens- und Wahrheitsgehalt der Psychoanalyse in irgendeiner Weise auseinanderzusetzen. Viele Erscheinungen der Kleinkinderzeit, wie die stürmische sexuelle Neugierde der Kinder, die Frühonanie, die heute noch von vielen Eltern, aber auch von Erziehern und Ärzten als monströs, wenn nicht als pathologisch aufgefaßt werden, lassen sich vom Standpunkte der Psychoanalyse aus besser verstehen und es können vorbeugende Maßnahmen getroffen werden, ohne daß man sich darum mit sämtlichen Lehren der Psychoanalyse und vor allem nicht mit ihren weitgehenden Schlußfolgerungen aus diesen Vorkommnissen für die weitere Persönlichkeitsentwicklung identifizieren muß. In der Pubertätszeit verdienen die sexuellen Tagträumereien und Phantasien besondere Beachtung, ferner die erste Liebeswahl in dieser Periode, die für die weitere Sexualentwicklung oft von einschneidender Bedeutung ist, vor allem aber die Onanie. Aus den Folgen einer vorübergehenden Pubertätsonanie allein ist noch niemand Neurotiker geworden, wohl aber finden sich bei einem großen Teil der Neurotiker, insbesondere der Sexualneurotiker, in der Anamnese jahrelang andauernde Selbstquälereien wegen einer als schweres Unheil für die Zukunft angesehenen Jugendonanie. Hier richtet sich der Appell zur Mitwirkung in der psychischen Sexualhygiene nicht nur an die Ärzte, denen gerade hier verhältnismäßig weniger Gelegenheit geboten ist, aufklärend zu wirken, sondern ganz besonders an die Pädagogen, von denen eine gründliche Kenntnis in Dingen der Sexualhygiene, zudem genügend Freiheit und Ungezwungenheit, um diese Fragen in sachlicher Weise auseinandersetzen zu können, verlangt werden müßte.

Unter den vielen typischen sexuellen Konfliktssphären, die die Sexualhygiene angehen, können nur einige wenige erwähnt werden: die sexuelle Untreue, die sexuelle Eifersucht, die beginnende Entfremdung zwischen zwei Sexualpartnern, die verschiedenen Arten des Präventivverkehrs, die Konkurrenz eines normalen Trieblebens mit perversen Regungen, die relative Impotenz, die Impotenzangst des Mannes, die Frigidität der Frau. Welche praktischen Möglichkeiten sind aber der psychischen Hygiene gegeben, um dieser Vielheit von Aufgaben gerecht zu werden? Hierzu eine kleine Anregung.

In allen deutschen Großstädten, sowie in vielen kleineren Städten befinden sich derzeit schon Eheberatungsstellen, deren Frequenz an manchen Orten, wie dies aus einer Zusammenstellung von *Fetscher* hervorgeht, noch viel zu wünschen übrig läßt. Man erweitere diese bestehenden Institutionen zu Sexualberatungsstellen, in denen sich jedermann, nicht nur wer eine Ehe eingehen will, in sexuellen Fragen von fachmännischer Seite Rat holen kann und, wenn es notwendig ist, einer entsprechenden Behandlung zugeführt werden kann. Wie ich einem Aufsatze von *Philalethes Kuhn* entnehme, ist gerade in Hamburg selbst hiermit schon der Anfang gemacht worden. Der Einwand, daß sich an einer solchen Stelle in unserem erotisierten Zeitalter weniger Personen einfinden würden, die eines wirklichen Rates bedürftig sind, als solche, die, schon durch den Namen der Sexualberatungsstelle angelockt, sich hier einen neuen erotischen Reiz verhoffen, gilt nicht. Was solchen Personen wirksam entgegensteht, ist die unbedingte Aufrichtigkeit und der von ärztlichem Wissen getragene sittliche Ernst, der den Berater in Angelegenheiten der psychischen Sexualhygiene auszeichnen muß.

# Psychische Hygiene und gesundheitliche Volksbelehrung.

Von Dr. med. **Martin Vogel**, Wissenschaftl. Direktor des Deutschen Hygiene-Museums.

Die psychische Hygiene trennen wir nur aus Gründen der zweckmäßigen Arbeitsteilung von der übrigen Hygiene ab. Innerlich steht sie in unlösbarem Zusammenhang mit ihr, vor allem mit der persönlichen Gesundheitspflege, der Gesundheitsfürsorge, der Eugenik. In ihren besonderen Bestrebungen wird sie entscheidend beeinflußt von den Vorstellungen, die wir uns von Sinn und Ziel der Hygiene überhaupt machen, und ebenso ist die Aufklärung über diese besonderen Aufgaben und Ziele nicht anders denkbar als im Zusammenhang mit dem Aufgabenkreis der praktischen Hygiene, den wir als hygienische Volksbelehrung zu bezeichnen pflegen.

Der Begriff der hygienischen Volksbelehrung ist in schärfer umrissener Form erst in neuester Zeit geprägt worden. Der Sache nach ist sie aber ebenso alt wie die Hygiene selbst. Denn schon in ältester Zeit hat man erkannt, daß in der Hauptsache zwei Wege zur Verwirklichung hygienischer Notwendigkeiten zur Verfügung stehen: der der Vorschrift, des Gesetzes, und der der Belehrung und Erziehung. Zwar ist je nach dem mehr autoritativen, gläubigen oder mehr intellektuellen, freiheitlichen Charakter der verschiedenen Zeitabschnitte bald mehr der eine, bald mehr der andere begangen worden, es hat sich aber immer wieder gezeigt, daß der eine den anderen ebenso bedingt wie voraussetzt. Keine Maßnahme der öffentlichen Gesundheitspflege kann ausgeführt werden, ja oft ist es nicht einmal möglich, den gesetzlichen Rahmen dafür zu schaffen, wenn die Öffentlichkeit, d. h. in erster Linie die Behörden und Politiker, nicht von ihrer Notwendigkeit und ihrem Nutzen überzeugt ist bzw. aus irgendwelchen Gründen nicht davon überzeugt werden kann. Es sei nur an die Kämpfe um das Schankstättengesetz und an das Gesetz zur Bekämpfung der Geschlechtskrankheiten erinnert. So gesehen ist die hygienische Volksbelehrung ein Kulturpolitikum ersten Ranges, ihr kommt der Vorrang vor der Gesetzgebung zu.

Die erste Frage, die wir zu beantworten haben, wenn wir —

immer im Gedanken an die Psychohygiene — Wege und Methoden der hygienischen Volksbelehrung verstehen wollen, ist ihr Verhältnis zur wissenschaftlichen Hygiene. In früherer Zeit gab es keine schärfere Trennung zwischen wissenschaftlicher und Volksmedizin und Volkshygiene. Erst in der zweiten Hälfte des 18. Jahrhunderts hat *Johann Peter Frank* mit seinem »System einer medizinischen Polizei« den Grundstock für eine eigentliche wissenschaftliche Hygiene geschaffen. Es ist bezeichnend für den Weitblick *J. P. Franks* und seiner Zeitgenossen, daß sie nicht nur der hygienischen Volksbelehrung eingehende Betrachtungen widmeten, sondern sie auch mit Hingabe und Geschick selbst betrieben, darunter nicht wenige Hochschullehrer und ausgezeichnete Vertreter des Ärztestandes. Ihr Interesse galt, bei aller wissenschaftlicher Denkweise, weniger der analysierenden Detailforschung, als den großen Richtlinien der Hygiene und der Gewinnung weitester Kreise für die Idee der Gesundheitspflege als Menschenrecht und Menschenpflicht.

Dies wurde völlig anders mit dem Aufkommen der naturwissenschaftlichen Hygiene im heutigen Sinn. Es kann hier nicht im einzelnen untersucht werden, warum und wieso gerade in der Blütezeit der naturwissenschaftlich orientierten hygienischen Forschung im 19. Jahrhundert dieser Sinn für die hygienische Volksbelehrung lange Zeit so völlig gefehlt hat. Jedenfalls blieb er fast nur noch lebendig in Laien- und Ärztekreisen, die in mehr oder weniger scharfem Gegensatz zu den vorherrschenden Lehrmeinungen standen. Abgesehen von dem jungen *Virchow* sei nur an die teilweise vergessenen Namen von *Eduard Reich*, *Paul Niemeyer*, *Kneipp*, *Lahmann*, *Sonderegger* erinnert. Erst nach 1900 kommt wieder etwas wie eine Bewegung in Gang. Aber selbst die große Internationale Hygiene-Ausstellung Dresden 1911, die einen entscheidenden Wendepunkt in dieser Bewegung bedeutet, verdankt ihre Entstehung und das, was ihren Wert ausmacht, die auf den Laien zugeschnittene Belehrung, nicht wissenschaftlichen Fachkreisen, sondern dem genialen Laien *Lingner*. Endgültig das Eis gebrochen hat erst die Nachkriegszeit mit ihren starken Antrieben zum Ausbau der sozialen Fürsorge, und heute kann der hygienischen Volksbelehrung der Platz innerhalb einer planmäßigen Gesundheitswirtschaft nicht mehr streitig gemacht werden, mag sie auch in ihrer fundamentalen Bedeutung als eine der wichtigsten Methoden zur Verbreitung hygienischer Kultur noch nicht immer genügend erkannt sein.

Fragen wir uns nun, von welcher Seite her die Bewegung ihre stärksten Antriebe erfährt — wir haben dabei zunächst die Erwachsenen-Bevölkerung im Auge — so spielt zweifellos die Einsicht in den Wert der Gesundheitspflege und in die Notwendigkeit der Aufklärungsarbeit eine ganz wesentliche Rolle, zumal da, wo es auf planmäßige Organisation von oben her ankommt. Von unten, von seiten des Volkes her, trifft aber mit diesem intellektuellen Bedürfnis die weit stärkere Welle eines *triebhaften Bedürfnisses* zusammen, die wir schon seit mehreren Jahrzehnten auf den verschiedensten Lebensgebieten verspüren, und die wir als Abwehrreaktion gegen die Intellektualisierung, Mechanisierung, Verkünstelung unserer ganzen Lebensformen im vorigen Jahrhundert verstehen müssen: es ist ein Drang nach Rückkehr zu natürlicheren Lebens-, Arbeits- und Wohnungsverhältnissen, nach naturgemäßer Ernährung, nach einem gesünderen Verhältnis zur eigenen Körperlichkeit, der sich in der Jugendbewegung, der Gymnastik-, Sport-, Spiel-, Badebewegung u. a. m. ausdrückt und der schon vorher die Naturheilbewegung in ihrem hygienischen Kern zu einer erstaunlichen Stärke hat anschwellen lassen. Wolfgang *Graeser* hat in seinem Buch »Körpersinn« (Verlag Beck, München) diesen Tatsachen vollendeten Ausdruck gegeben. Wir finden dieselbe Bewegungsrichtung in der ganzen heutigen Medizin wieder, denn anders kann man die Rückkehr von der spezialistischen zur konstitutionellen Betrachtungsweise kaum denken, die nun wieder den Menschen als funktionelles Ganzes nimmt, nicht mehr die äußeren Krankheitsursachen so überbewertet wie in der Blütezeit der bakteriologischen Forschung und weniger auf die mechanische Beseitigung *äußerer* Schädlichkeiten als auf Entfaltung und Stärkung der naturgegebenen *inneren* Möglichkeiten bedacht ist. Erst dadurch ist auch wieder der innere Anschluß an die instinktiven Bedürfnisse weiter Laienkreise gefunden worden.

Beobachtungen unter diesem Gesichtswinkel am Krankenbett, wie ganz besonders auch in der Gesundheitsfürsorge, haben ganz von selbst auch auf stärkere Beachtung *psychophysischer Zusammenhänge* und psychischer Bedürfnisse hingeleitet. Auch für die Psychohygiene war die spezialistische experimentell-analytische Forschungsperiode der Psychologie hygienisch unfruchtbar geblieben, und hieraus erklärt sich auch die Stärke der Zuneigung, die die Lehren von Außenseitern wie *Freud*, *Adler*, *Baudouin*, *Coué* überall gefunden haben. Hat sich doch auch hier endlich der Mensch in seiner psychophysischen Gesamtstruktur gewürdigt gefunden, von der allein aus eine fruchtbare Vorbeugungs- und Aufklärungsarbeit betrieben werden kann.

*Wir entnehmen aus alledem, daß der Geist der Medizin und der wissenschaftlichen Hygiene ausschlaggebend ist für die Entfaltungs- und Wirkungsmöglichkeiten hygienischer Volksbelehrung.* Noch mehr als in den allgemeinen Fragen der Gesundheitspflege wird es nun in der Psychohygiene darauf ankommen, auch den psychologisch richtigen Ansatzpunkt zur weiteren Verständigung zu finden.

Der Laie tritt oft mit einer ganz anderen Fragestellung an die Probleme heran als der wissenschaftliche Forscher. Mehr triebhaft als intellektuell lebend hat der Durchschnittsmensch im allgemeinen weniger Sinn für die »defensive Hygiene«, wie es *Grotjahn* genannt hat, also für die von der wissenschaftlichen Hygiene stark bevorzugten Abwehr äußerer Gefahren ansteckender Krankheiten, als für die »positive Hygiene« im Sinne *Hans Buchners*, d. h. für das, was seine Leistungs- und Lebensfreudigkeit steigert (Licht, Luft, Sauberkeit) und weiter, was ihm unmittelbar hilft. Die Abwehrmaßnahmen, die ihm meist in generalisierter, unpersönlicher Form entgegentreten, können sein Denken und Fühlen nicht berühren (Kanalisation, Wasserleitung, Schutz gegen Seuchen, Krankenhausbau usw.), und sie werden von ihm beiseitegeschoben, weil ihm der Kausalzusammenhang und damit auch der Nutzen nicht greifbar vor Augen steht (Verhalten bei ansteckenden Krankheiten, selbst Unfallverhütung). Erst ein Erlebnis am eigenen Leib oder in der näheren Umgebung vermag oft den nötigen Anreiz zum Nachdenken und zweckmäßigen Handeln zu geben, z. B. bei Tuberkulose, Krebs, aber auch bei Geisteskrankheiten und Psychopathen.

Am dankbarsten sind Gebiete, wo die Aktualität des Erlebnisses mit positiver Affektbetonung zusammenfällt, wie etwa bei der Säuglingspflege, mit am schwierigsten die Fragen, wo die Lustbetonung des Erlebnisses in entgegengesetzte Richtung führt, und wo Ursache und Wirkung der zeitlichen Entfernung halber nicht immer leicht zu erkennen sind. Gilt das schon für die zweckmäßige Gestaltung der Ernährung, so noch viel mehr für die Genußgifte Alkohol, Nikotin usw. und für das Geschlechtsleben (Geschlechtskrankheiten, Gattenwahl, Fortpflanzung).

An diesen Fragen, die von Anfang an zu dem Aufgabenbereich der Psychohygiene gezählt worden sind und bei denen der eigenen Betätigung ein besonders weiter Spielraum offensteht, wird auch die Bedeutung der Jugenderziehung für die Hygiene am deutlichsten. Es braucht nicht besonders bewiesen zu werden, daß der in seinen Lebensverhältnissen und -formen mehr oder weniger festgelegte Erwachsene der Beeinflussung weit weniger zugänglich ist, als der elastische, bildungsfähige junge Mensch. Alle pädagogischen Erfahrungen laufen darauf hinaus, daß der Schwerpunkt der hygienischen Erziehung in Schule und Haus nicht in der Einprägung von Wissen, sondern in der hygienischen Gewöhnung liegt, z. B. an den Gebrauch von Wasser, Seife, Zahnbürste, an zweckmäßig geregelte Ernährungsweise, Wechsel von

Arbeit und Ruhe Abhärtung usw. Die Belehrung kann in den ganzen ersten Schuljahren nur gelegentlich in den Unterricht eingeflochten werden, erst im letzten oder den beiden letzten Volksschuljahren sind die Voraussetzungen für eine planmäßige Belehrung gegeben, natürlich erst recht in der Fortbildungs-(Berufs-) schule und ganz besonders auf den höheren Schulen.

Die moderne Pädagogik — auch das gehört zu der großen Reformwelle, von der wir sprachen — kommt den Bedürfnissen der Hygiene im heutigen Sinne insofern weit entgegen, als sie, wieder anknüpfend an Pestalozzi und die Philanthropen, größten Wert auf die Eigentätigkeit des Kindes, auf Erleben und Erarbeiten des Stoffes legt im Gegensatz zu der mehr passiven, auf Aufnahme und gedächtnismäßig-formale Reproduktion von Wissensstoff eingestellten älteren Schule. Montessori-Kindergarten und Arbeitsschule sind ja schon fast schlagwortartig bekannte Ausdrucksformen dieser biologisch wohlbegründeten Erziehungsrichtung, die auch die gesundheitliche Erziehung mit einbezieht und die Beziehungen des einzelnen zur Gesamtheit stark betont. Leider ist der Sinn dafür in der höheren Schule noch am wenigsten erwacht. Und doch wäre sie gerade für die künftigen Geistesarbeiter von besonderer Bedeutung, trägt sie doch dadurch, daß sie das Mißverhältnis zwischen körperlicher und geistiger Betätigung, zwischen lustbetonter eigener Aktivität und passiv erzwungener Rezeptivität wieder ausgleicht, in einem gar nicht zu überschätzenden Maß unmittelbar zu einer psychohygienischen Sanierung der kommenden Generation bei. Indem die moderne Erziehung an erster Stelle immer das eigene Tun und die Selbstverantwortlichkeit setzt, schafft sie auch die sittliche Basis, von der allein aus sozial-ethische Fragen wie die der Genußgifte und des Geschlechtslebens befriedigend zu lösen sind. Freilich ist das Ziel nur dann zu erreichen, wenn die Erzieher (Eltern und Lehrer) das, was sie lehren, auch selbst vorleben (s. Alkohol- und Tabakfrage) und wenn sie das betr. Gebiet auch beherrschen. So laufen unsere Forderungen zu allererst auf eine entsprechende Schulung der Lehrer und zwar aller Lehrer hinaus, in der höheren Schule also nicht nur der Fachlehrer für Biologie und Naturkunde. Die Hochschule trägt diesen Bedürfnissen heute erst teilweise Rechnung, am allerwenigsten noch in der Psychohygiene.

Auch für die Erwachsenenbelehrung ist die moderne Auffassung der Pädagogik, die zugleich ein ganz anderes Bildungsideal verkörpert, fruchtbar zu machen. Wir sprechen ganz bewußt statt von hygienischer Volksbelehrung lieber von Volksbildung und Volkserziehung, denn mit der einfachen Übermittlung von Wissensstoff ist es auch beim Erwachsenen nicht getan. Wir können zwar die reklametechnisch aufgezogene Massenpropaganda ebensowenig entbehren wie den belehrenden Vortrag, das Buch, das Merkblatt, die Ausstellung, eine gewisse Summe von Wissen ist unter allen Umständen notwendig und je nach Lage der Umstände auch öfter kurzfristig zu übermitteln. Wo es aber irgend angeht, muß über das Verstandesmäßige hinaus der ganze Mensch auch in seinem Fühlen und Wollen gepackt werden. Gründet sich doch nach einem goldenen Wort von *Eduard Reich* die Praxis der Hygiene auf Selbsterkenntnis, Selbstbeherrschung und Selbsthilfe.

Die Mittel und Wege, die uns hier offenstehen, liegen durchweg in der Richtung geduldiger Kleinarbeit, wenn auch mit weitgesteckten Zielen. Von der Schilderung aller Möglichkeiten muß hier abgesehen und auf die einschlägige Literatur[1]) verwiesen werden. Am fruchtbarsten ist die enge, ausgewählte Arbeitsgemeinschaft, wie sie von der guten Volkshochschule (nicht den ebenso benannten Wissenswarenhäusern) längst geprüft wird. Sie empfiehlt sich besonders für alle die Kreise, die durch ihren Beruf Gelegenheit haben, praktische Psychohygiene zu treiben. An erster Stelle alle Eltern, bei denen die Aktualität des Erlebnisses und damit auch das unmittelbare Interesse immer gegeben ist. In der Praxis der Volkshochschule hat sich gezeigt, daß bei der richtigen Einstellung des Lehrers zu seinen Hörern selbst schwierigere Aufgaben wie das sexuelle Gebiet, Weltanschauungs- und politische Fragen mit bestem Erfolg erörtert werden können. Rasch sichtbar werdende Erfolge sind auf diesem Wege zwar nicht zu erzielen, aber jede Bildungsarbeit muß sich von vornherein auf lange Sicht einstellen, ja mit Generationen rechnen, will sie nicht trügerisch in die Breite statt in die Tiefe wachsen.

Wertvolle Stützpunkte sind ferner, wenn wir hier von den Anstalten absehen, Beratungsstellen für Nervöse und Gemütskranke, für Ehe- und Sexualberatung usw. So heftig die planmäßige Beratung im Rahmen der Gesundheitsfürsorge von manchen Seiten noch bekämpft wird, so sicher wissen wir heute, daß sie für die Hebung der Volksgesundheit und insbesondere für die hygienische Volksbelehrung ganz unentbehrlich ist. Bei der heutigen sozialen und wirtschaftlichen Lage und bei dem heutigen Stand der sozialhygienischen Forschung reicht die rein persönliche Beratungsform in der Sprechstunde des Arztes beim besten

---

[1]) Dr. *Vogel*, Hygienische Volksbildung. Verlag Julius Springer (M. 3.—). Hygienischer Wegweiser, Zentralblatt für Technik und Methodik der hyg. Volksbelehrung. Deutscher Verlag für Volkswohlfahrt, Dresden A 1 (halbjährlich M. 4.50).

Willen nicht mehr aus. Zu wünschen ist nur, daß die hygienische Volksbelehrung mit dieser Beratungstätigkeit viel enger verbunden wird als bisher. In der psychischen Hygiene spielt sie eine ganz besonders wichtige Rolle. Ihr Arbeitsgebiet darf nur von vornherein nicht zu eng gefaßt werden. Die psychiatrischen Fragen stehen vorläufig im Vordergrund, sowohl aus historischen Gründen als auch, weil die Anstalten mit ihrem Apparat an Ärzten und Hilfsorganisationen vorläufig fast die einzige Hilfe darstellen. Das Hauptziel muß aber immer hygienische, nicht medizinische Belehrung sein, obwohl auch diese ihre Berechtigung hat, und daher muß das Schwergewicht der Propaganda mehr und mehr nach der Seite der positiven psychischen Hygiene, d. h. der Erhaltung und Steigerung der psychischen Gesundheit hin verschoben werden.

Art und Umfang der Aufgaben sind in den vorhergegangenen Vorträgen zur Genüge behandelt worden. Die notwendigste Aufgabe der nächsten Zeit ist nun, diese Anregungen zu einem gut disponierten, leicht faßlichen und durchführbaren Programm zu verdichten.

Hier können nur noch die technisch-organisatorischen Möglichkeiten und Notwendigkeiten der Werbe- und Belehrungsarbeit angedeutet werden. An erster Stelle sind der Reichsausschuß für hygienische Volksbelehrung und die Landesausschüsse zu nennen, die als Rahmenorganisationen für alle einschlägigen Bestrebungen dienen. Enge Fühlungnahme wäre von vornherein dringend erwünscht, weil damit die Belehrung in zahllose Kanäle geleitet werden kann. Darüber sind aber wichtige Sondergebiete nicht zu vernachlässigen. Insbesondere ist es der Kampf gegen Alkoholismus, der der Unterstützung dringend bedarf. Trotz aller Kundgebungen und Warnungen der Hygieniker und Psychiater nach Kriegsende ist das, was durch die unfreiwilligen Kriegseinschränkungen an Terrain gewonnen war, längst wieder verloren. Der Vorkriegsstand ist wieder erreicht und überschritten. Hier heißt es jetzt handeln, nicht mehr nur reden und schreiben.

An letzter Stelle sei das Deutsche Hygiene-Museum genannt. Mit seinen Sammlungen an Anschauungsmitteln, seinen Ausstellungen, seinen Werkstätten steht dieses Zentralinstitut für Volksgesundheitspflege in der ganzen Welt einzig da. Im letzten Jahrzehnt ist von ihm eine gar nicht abzuschätzende Summe von Belehrungen ausgegangen, hat es doch vor allem die ersten wirklich brauchbaren hygienischen Unterrichtsmittel für Schule und Erwachsene geschaffen, Wandtafeln, Lichtbilder (darunter die Vortragsreihen über Irrenpflege), Bücher, Merkblätter usw. herausgegeben. Der im Gang befindliche Neubau soll im Jahre 1930 eröffnet werden und zwar im Rahmen einer großen

»Internationalen Hygiene-Ausstellung Dresden 1930«, in der zum erstenmal auch eine Gruppe »Seelenleben und seelische Hygiene« gezeigt werden soll. Damit erfährt die weltbekannte Zentralgruppe der Sammlungen »Der Mensch« die schon längst vermißte Ergänzung nach der seelischen Seite hin. Dies mag zugleich ein Symbol dafür sein, daß das Museum bei seiner Arbeit den Menschen stets in seiner psychophysischen Totalität zu erfassen strebt.

# Die Aus- und Fortbildung der mit der psychischen Hygiene beruflich befaßten Personenkreise.

Von Prof. Dr. Franz Sioli, Düsseldorf.

Die Referate und Vorträge unserer Tagung haben das Tätigkeitsfeld der psychischen Hygiene umrissen.

Meine Aufgabe ist es nun, von der Aus- und Fortbildung der mit der psychischen Hygiene beruflich befaßten Personenkreise zu sprechen.

Die Kürze der Zeit verlangt knappeste Fassung und Schematisierung, die scheinbar scharfe Grenzen zieht, für die aber zu berücksichtigen ist, daß die Grenzen in der Praxis fließende sind.

Der Mittelpunkt der Bestrebungen psychischer Hygiene liegt in der fachlichen Tätigkeit an psychisch Kranken und Leidenden.

Daher liegt das Schwergewicht für die Ausbildung in der psychischen Hygiene in der spezialistischen, klinischen, psychiatrisch-neurologischen Berufstätigkeit.

Das, was die klinische psychiatrisch-neurologische Tätigkeit zur psychisch-hygienischen macht, ist die Richtung auf die soziale Fürsorgetätigkeit und die freudige Anerkennung des Bedürfnisses anderer fachlicher Tätigkeit; erst dadurch wird die spezialistische Facharbeit zur psychisch-hygienischen.

Bei aller Anerkennung vorhandener Einrichtungen, insbesondere der als soziale Psychiatrie alten Bestrebungen, ist zu betonen, daß die Tendenz auf die soziale und kulturelle Verbundenheit allgemeiner und mehr als bisher gepflegt werden muß.

Diese Ausgestaltung ist im Gang: die offene Fürsorge führt zwangsläufig zur Erfassung der weiteren sozialen Erkenntnisse und Notwendigkeiten, und von den in der organisierten offenen Fürsorge tätigen Personen aus wird die entsprechende Erfahrung weiter in die geschlossenen Einrichtungen der Fürsorge eindringen.

Es handelt sich darum, die Augen für die daher kommende Belehrung offen zu halten, also den Blick über die Grenzen der Anstalten hinauszurichten in die Tätigkeit der allgemeinen Gesundheitsfürsorge und Wohlfahrtspflege.

Die zentralen Lehrstätten der psychischen Hygiene werden immer die Einrichtungen der spezialistischen Fürsorge für Kranke sein, und wir verlieren für die Ausbildung in der psychischen Hygiene den Boden unter den Füßen, wenn wir den Krankheitsbegriff und die Heilbehandlung als Grundlage der Ausbildung vernachlässigen.

Der Personenkreis der damit im Mittelpunkt der psychischen Hygiene steht, ist das spezialistische Behandlungspersonal, Ärzte und Pflegepersonal von Spezialkliniken, Heilanstalten, Nervenheilstätten, Sanatorien. Neben die Ärzte der genannten Einrichtungen tritt der Nervenfacharzt der freien Praxis und neben die Einrichtungen der spezialistischen Krankenbehandlung die Psychopathenfürsorge und Heilerziehung mit ihren Einrichtungen und Personen.

Für diesen Personenkreis muß als Leitsatz gelten, daß die beste Berufsausbildung auch die beste psychisch-hygienische ist, sofern sie einen verstärkten Einschuß sozialer Ausbildung erhält.

Die ärztliche psychiatrisch-neurologische Berufsausbildung ist gerade kürzlich Verhandlungsgegenstand u. a. auch des deutschen Vereins für Psychiatrie gewesen. Die dabei zutage getretenen Grundsätze müssen auch an dieser Stelle betont werden, die Wichtigkeit der uneinseitigen längeren klinischen Ausbildung, wobei hier die Notwendigkeit der systematischen individuellen und Gruppenpsychotherapie besonders unterstrichen werden soll.

Nicht geringer als die Frage der Ärzteausbildung ist die Frage der Ausbildung des Pflegepersonals. Es ist bekannt, daß die Ausbildung des Irrenpflegepersonals seit langem diskutiert wird, daß in einzelnen Bundesstaaten, besonders denen, die selbst Träger der Irrenfürsorge sind, Ausbildung, Prüfung und Anerkennung des Personals staatlich ist, während in Preußen, wo die Provinzen die Hauptträger der Irrenfürsorge sind, die staatliche Regelung von Ausbildung, Prüfung und Anerkennung diskutiert und noch nicht entschieden ist. Eine Einigkeit über den Vorbildungs- und Ausbildungsgang besteht nicht. Jede Provinz hat ihre eigene Ausbildungs- und Prüfungsordnung für das Personal erlassen, ebenso wie Vorschriften über die Fortbildung. Es kann hier nicht meine Aufgabe sein zur Frage der Normierung und der staatlichen Regelung dieser Angelegenheit beizutragen oder auch nur dazu Stellung zu nehmen, ob für das Irrenpflegepersonal allgemein oder für einzelne seiner Teile die allgemeine Krankenpflegeprüfung angestrebt werden soll.

Hier unter dem Gesichtspunkt der psychisch-hygienischen Ausbildung müssen wir für Pflegepersonal ebenso wie wir es für die Ärzte getan haben, betonen, daß die beste Fachberufsausbildung auch die beste Ausbildung für die Berufstätigkeit in der psychischen Hygiene ist und daß die eingeschlagenen Wege der offenen Fürsorge die stärkere Betonung der sozialen Ausbildung näherbringen.

Im Gebiet der Heilerziehung und Psychopathenfürsorge tritt neben und für Arzt und Pflegepersonal Heilpädagoge und Erzieher; eine staatliche Regelung des Heilerziehungswesens fehlt. Als Ausbildungsstätten ist besonders hinzuweisen auf das Seminar für Psychopathenerziehung des deutschen Vereins zur Fürsorge für jugendliche Psychopathen (neben den Spezialseminaren einzelner Universitäten, den Erzieherschulen einzelner Fürsorgeanstalten (z. B. Euskirchen, Flehingen), der inneren Mission und des Charitasverbandes).

Die Ausbildung in der psychischen Hygiene würde schon in dem engsten Personenkreise der mit der Spezialbehandlung psychisch Kranker befaßten Personen unvollkommen sein, wenn sie nicht die Wichtigkeit der Übermittlung psychisch-hygienischer Kenntnisse bzw. Richtlinien an die Familien der Kranken, bzw. die Kranken selbst planmäßig pflegt. Die Betonung dieses Gesichtspunktes scheint uns so wichtig, daß ich in der schematischen Zeichnung (vgl. S. 133) der beruflich befaßten Kreise im engeren Sinne, die Familie ebenso als berufen anführe. Die zu übermittelnden Kenntnisse sind dem Einzelfall anzupassen.

Bei den bisher genannten Personen ist die Aus- und Fortbildung in ihrer Berufstätigkeit zugleich eine Aus- und Fortbildung für die psychische Hygiene; sie zu einem engeren Kreis zusammenzufassen, der ganz von Gesichtspunkten psychischer Hygiene geleitet ist, ist begründet.

Um diesen engsten Kreis baut sich ein weiterer Kreis von Personen herum, die in ihrer Berufstätigkeit nicht der psychischen Hygiene allein oder überwiegend dienen, die aber Kenntnisse psychisch-hygienischer Art nicht entraten können. Es ist kurz bezeichnet der Kreis der allgemeinen Gesundheitsfürsorge und Gefährdetenfürsorge aller Art. Die hauptsächlichsten Personen-Gruppen habe ich auf dem Schema angeführt (ohne Anspruch auf Vollständigkeit zu machen). Öffentliche und private Einrichtungen sind darin vertreten. Es handelt sich vorwiegend um die Gesamtheit der Ärzte, die staatlichen und kommunalen Fürsorgeärzte, ihre Hilfskräfte, insbesondere das Krankenpflegepersonal, die Familienfürsorgerinnen und die neuentstandene Gruppe der sozialen Krankenhausfürsorge, Polizeifürsorgerinnen, das in der Gefährdetenfürsorge tätige Personal, die Fürsorge für entlassene Strafgefangene, die Hilfsvereine für entlassene Geisteskranke, Trinkerfürsorge, Fürsorgeerziehung, Hilfsschule, schließlich Personal der Berufsberatung und alle in Aufklärung und Bekämpfung von Schmutz und Schund tätigen Personen. Allen diesen Gruppen fällt mehr oder weniger stark in ihrer Berufstätigkeit die Berücksichtigung psychisch-hygienischer Gesichtspunkte zu. Die Ziele werden überwiegend sein: 1. frühzeitige Erkennung und Zuführung der Personen, die spezieller psychischer Behandlung bedürfen, 2. die psychischen Schadensfaktoren von allgemeiner Krankheit oder Notlage zu hindern und zu mildern, 3. durch eugenetische Maßnahmen das Zustandekommen psychisch geschädigter Individuen und psychischer Schadenssituationen zu verhindern (generative Hygiene, Eheberatung). Die Arbeit dieser Kreise ist in bezug auf psychische Hygiene ermittelnd, beratend, ableitend, sozusagen indirekt aktiv, nicht selbständig aktiv psychisch-hygienisch. Um dieser Aufgabe gerecht zu werden, bedarf es bereits einer gewissen psychologischen und psychopathologischen Schulung, die aus dem engeren Kreis der spezialistischen klinischen Behandlung herauskommen muß. Für die kreisärztlich geprüften Medizinalbeamten ist durch die Vorschrift der $^1/_4$jährigen Ausbildung in einer psychiatrischen Klinik und die Teilnahme an dem Semesterkurs einer sozialhygienischen Akademie mit ihren kreisärztlichen und sozialhygienischen Ausbildungskursen eine Vorbereitung vorhanden, die bei passender Belehrung eine ausreichende Vorbildung geben kann. Die nicht kreisärztlich geprüften Medizinalbeamten haben im allgemeinen wenigstens die Teilnahme an den sozialhygienischen Kursen der sozialhygienischen Akademien mit ihrem allerdings kurzen Kurs in der sozialen Psychiatrie aufzuweisen. Ausbaufähige und wohl auch ausbaubedürftige Grundlagen sind hier gegeben. Dagegen fehlt in der Ausbildung des ärztlichen, vorwiegend weiblichen, Hilfspersonals eine genügende Vorbildung für die psychische Hygiene fast ganz. Dieses Personal wird heute überwiegend in den sehr verdienstvollen sozialen Frauenschulen vorgebildet, und in deren Lehrgängen müßte mehr wie bisher die Psychopathologie berücksichtigt werden. Dasselbe gilt für die Mehrzahl der Krankenpflegeschulen. Diesen Kreisen müßte bereits eine Kenntnis, nicht nur der Grundzüge der geistigen Erkrankungsformen sondern auch des Umgangs mit seelisch Kranken vermittelt werden. Das geht mit praktischen Kursen in psychiatrischen Spezialanstalten, und deren Einfügung in die Ausbildung des Fürsorgepersonals erscheint wünschenswert und möglich, wie es z. B. in der Erzieherinnenschule des Diakonie-Vereins durchgeführt ist. Die Ausbildung dieser ganzen Gruppen bringt mit eine gute soziale Vorbildung, zu wünschen ist ihr ein Zufluß aus der klinischen Spezialbildung. Die Grenzen dieses ganzen Kreises liegen da, wo spezialistische psychische Behandlung notwendig wird, die nur in Ausnahmelagen — bei besonderer personeller Eignung — von den Mitgliedern dieses Kreises ausgeübt werden wird.

Mit den bisher angeführten Kreisen ist der Gesamtkreis für die

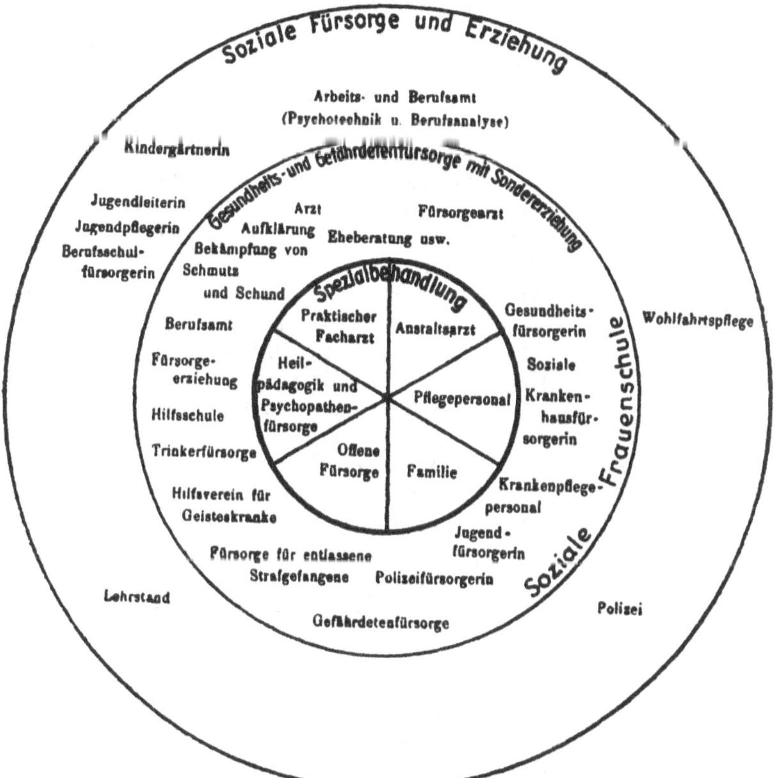


psychische Hygiene noch nicht erschöpft, — denn berufliche Beschäftigung mit psychischer Hygiene im weitesten Sinne treibt beiläufig jeder, der bildend, helfend, fürsorgend, beruflich tätig ist; auch wenn die psychisch-hygienische Seite in dieser Tätigkeit nicht hervortritt. Die psychisch-hygienische Tätigkeit dieses weitesten Kreises sucht allgemein Rücksichten der Schadensvermeidung und Lebensförderung im Geistigen zu finden und zu nehmen. Zu diesem Kreise gehören alle in sozialer Fürsorge und Erziehung tätigen Personengruppen. Als Resonanzboden für alle kulturellen, sozialen und individuellen Ziele der psychischen Hygiene ist dieser äußerste Kreis unentbehrlich; er greift selbst nicht aktiv in die systematische psychisch hygienische Tätigkeit ein, ist aber die Brücke zur allgemeinen Volksbelehrung. Für ihre Berufsarbeit brauchen seine Glieder aus der psychischen Hygiene ein natürliches Verständnis für Psychisches und für Abweichungen im

Psychischen, sie brauchen eine Entlastung von Vorurteilen über psychische Defekte, Erkrankungen, Schwierigkeiten. Das muß ihnen erweckt werden durch sachgemäße Aufklärung über die Tätigkeit der mit der psychischen Fürsorge unmittelbar und aktiv befaßten Einrichtungen. Entkleidet man psychische Erkrankung und Fürsorge des ihr aus vergangenen Jahrhunderten anhängenden Geheimnisvollen und Schrecklichen, so ist für die Ausbildung dieses weitesten Kreises genug getan. Um dieses zu erreichen, bedarf es für alle diese Personen gelegentlicher und wiederholter Vorträge, Führungen durch Kliniken, Anstalten und andere Einrichtungen, und es ist wünschenswert, daß das in der Ausbildung dieser sozial tätigen Personen berücksichtigt wird.

Gesichtspunkte klinischer psychiatrisch-neurologischer Beurteilung müssen vom Zentrum der psychischen Hygiene zu ihrer Peripherie strömen; Gesichtspunkte weitester sozialer Hilfsarbeit von der Peripherie zum Mittelpunkt. Der Austausch spezieller und universaler Ausbildung ist das Ziel der beruflichen Ausbildung für die psychische Hygiene. Eine Spezialausbildung für einen bürgerlichen Beruf der psychisch-hygienischen Tätigkeit kann nicht erstrebt werden, sondern die Durchdringung der sozialen Tätigkeit mit Gesichtspunkten der psychischen Hygiene.

Aussprache: Professor Dr. *Griesbach*, Universität Gießen:

1. Vortrag Sommer „Arbeit und Erholung". Zu den verschiedenen Zweigen der Hygiene z. B. Verkehrs-, Gewerbe-, Schul- und Unterrichts- und Individualhygiene gesellt sich ein neues, von *Sommer* begründetes, mit den genannten Zweigen, in welchen es sich um eine Fülle von Arbeit handelt, in intimstem Zusammenhange stehendes, sie in reichem Maße befruchtendes Spezialgebiet: die psychische Hygiene. Eine der wichtigsten Aufgaben derselben besteht darin, einen angemessenen Wechsel zwischen körperlicher bzw. geistiger Arbeit und Erholung zu schaffen. Da die Hygieniker, von denen sich viele fast nur mit Bakteriologie befassen, dieses wichtige Gebiet wenig oder gar nicht berücksichtigen, ist es dankbar zu begrüßen, daß sich die Psychiater desselben annehmen. Wie notwendig ein angemessener Wechsel zwischen Arbeit und Ruhe für die Gesunderhaltung breiter Volksmassen, insbesondere der werktätigen Bevölkerung, für die Verhinderung chronischer Ermüdung, für die Förderung der Leistungsfähigkeit und für die Vorbeugung von Unfällen ist, läßt ein Einblick in Industrie und Verkehr erkennen. Es sei hier nur auf die Katastrophen und die vielen kleineren Unfälle hingewiesen, welche sich im Eisenbahnbetrieb in neuerer Zeit häufiger eingestellt haben. Wer die Dienstvorschriften für die Bahnangestellten durchliest, wer sich über deren Dienstzeit orientiert, zu der auch Dienstbereitschaft mit Vor- und Nacharbeit für den eigentlichen Dienst zu rechnen ist, dem kann es nicht entgehen, daß ein rationeller Wechsel zwischen Arbeit und ausreichender Ruhe der

Beamten infolge des Mangels an geschultem Personal vielfach nicht besteht. Streckenwärter, die täglich 20 Kilometer zurücklegen müssen, ein Weg, für welchen früher 4—5 Angestellte in Betracht kamen, Lokomotivführer, deren verantwortlicher Dienst manchmal 12 und mehr Stunden täglich umfaßt, Fahrdienstleiter, die im Vergleich zu früher ein gehäuftes Maß von Arbeit zu verrichten haben, Weichensteller, die nicht selten zu lange beansprucht werden, befinden sich manchmal in einem Zustand von Ermüdung, der unverschuldet zu Unglücksfällen führen kann. Es kommt vor, daß Zentralweichensteller der Reichsbahngesellschaft von abends bis morgens im Stellwerk beschäftigt sind und ihren verantwortlichen Dienst sogar ganz allein zu versehen haben. Wenn der Beamte in diesem Falle aus körperlicher oder geistiger Indisposition versagt, sind die Folgen unabsehbar.

2. Vortrag W. Stern-Hamburg „Beziehungen der Psychotechnik und der psychologischen Berufsberatung zur psychischen Hygiene". Der Altmeister der Physiologie, Johannes Müller, sagte einmal: „nemo est psychologus nisi physiologus" und man kann hinzufügen nisi medicus. Ich bin nicht der Meinung, daß Fachpsychologen, psychologisch vorgebildete Lehrer, Geschäftsführer oder Leiter sogenannter Berufsämter die „einzig Fähigen" sind, wie man manchmal hört, für Eignungsprüfungen und Berufsberatungen. Es kommen dafür physiologische und klinische Kenntnisse in Betracht, welche der Psychologe nicht besitzt. Ich bin auch nicht der Meinung, daß die vorzunehmenden Prüfungen in die Hand eines Psychologen und eines Arztes gelegt werden. Ein Arzt, insbesondere ein psychologisch, neurologisch und psychiatrisch ausgebildeter Arzt, reicht aus. Er verfügt wie kein anderer über den erforderlichen Einblick in die Funktionen des Organismus, nur er ist daher auch in der Lage, über Wert bzw. Unwert von Prüfungsverfahren zu entscheiden. Zur Berufsberatung für gewerbliche Betriebe ist nicht etwa am Schluß der Schuljahre der Schularzt, sondern der Gewerbearzt heranzuziehen, vorausgesetzt, daß er nach gewerbehygienischen und gewerbetechnischen Studien die Anforderungen zu beurteilen vermag, welche gewerbliche Betätigung an den Körper und die Psyche stellen. Bei Eignungsprüfungen wird das vielfach überschätzte, sogenannte psychotechnische Verfahren leider oft in den Vordergrund gestellt: Sofern es sich dabei um Laboratoriumsversuche handelt, gelangt man damit in vielen Fällen nicht zur Erfassung der Individualität des Prüflings und seiner Brauchbarkeit in der Praxis. Es ist erwiesen, daß Personen, welche in der Prüfung am besten abschnitten, in der Praxis völlig versagten, und daß andere, die in der Prüfung als unbrauchbar befunden wurden, in der Praxis die Geeignetsten waren. Insbesondere in Fabrikbetrieben und im Verkehr z. B. bei Bediensteten der Eisenbahn, Straßenbahn, Kraftwagen, Telegraphie und Telephonie sowie im Militärwesen haben sich psychotechnische Laboratoriumsversuche vielfach als unzuverlässig erwiesen. Sie können daher höchstens als gelegentlicher Notbehelf betrachtet werden.

3. Zu den Vorträgen über sexual-hygienische Gebiete wäre zu bemerken, daß es keineswegs angebracht ist, Aufklärung durch Lehrer in der Schule vornehmen zu lassen. Die Angelegenheit gehört in das Elternhaus unter Mitwirkung eines psychiatrischen Sachverständigen und muß ganz individuell behandelt werden. Bei bevorstehendem Über-

tritt von Schülern ins Leben sollte der Arzt vor ihnen in Gegenwart der Eltern über Geschlechtskrankheiten sprechen und Merkblätter verteilen. Im übrigen muß vom ersten Schuljahr an elterlicher-, ärztlicher- und pädagogischerseits darauf geachtet werden, daß in sexuellen Dingen psychische Infektion nicht aufkommt.

Selbstbericht.

Schlußwort: *Sommer*, Gießen:

Wir stehen am Schlusse unserer ersten Tagung für psychische Hygiene, die einen wichtigen Punkt in der Entwicklung unseres Verbandes darstellt. Von Anfang an hatten wir eine Reihe von zielverwandten Organisationen aufgefordert, Vertreter in den deutschen Verband für psychische Hygiene zu benennen. Auf dieser Grundlage ist das umfassende Programm zustandegekommen, das diese erste Tagung charakterisiert. An Stelle einer Reihe beliebiger Vorträge haben wir versucht, das ganze außerordentlich große Gebiet durch kurze Referate bewährter Persönlichkeiten darzustellen. Die Durchführung dieses Programms mit der unvermeidlichen zeitlichen Beschränkung bedeutet für die einzelnen Vortragenden eine Verzichtleistung auf den vielfach wünschenswerten größeren Umfang ihrer Referate. Wenn wir ohne Überhetzung und Übermüdung bei dem großen Programm zum rechtzeitigen Abschluß gekommen sind, so ist dies der Selbstdisziplin der Vortragenden zu verdanken.

Unsere Tagung bedeutet zugleich die Vorprobe für den internationalen Kongreß in Washington, an dessen Vorbereitung wir nach Kräften mithelfen wollen. Zum Schluß danken wir allen an dem Gelingen der Tagung beteiligten Persönlichkeiten, besonders Herrn Prof. Dr. *Weygandt*, in dessen Anstalt wir tagen, für die außerordentlich große geleistete Arbeit und hoffen, daß die Tagung die Grundlage für die weitere Entwicklung der psychischen Hygiene in Deutschland bilden wird.

# Anhang.

---

**Dr. Paul Schiff.** (Hôpital psychiatrique Henri Rousselle, **Paris.**)[1]

Vertreter der französischen Liga für geistige Hygiene.

Chargé par la Ligue Nationale française d'Hygiène mentale et par le Ministère du Travail et de l'Hygiène de les représenter au Ier Congrès allemand pour l'hygiène psychique, j'ai accepté cette mission avec plaisir et tiens à remercier votre bureau de son aimable accueil. Le Dr Toulouse, président de la Ligue française, et membre du comité européen de la Ligue Internationale, a été empêché de se rendre à l'invitation qui lui avait été adressée; j'ai à vous transmettre ses regrets et l'expression de ses voeux pour la réussite de vos efforts.

Comme assistant du Dr Toulouse à l'hôpital psychiatrique presque depuis la fondation de ce dernier, j'ai pu suivre de près l'évolution de ce service, voir le sens du mouvement français d'hygiène mentale. C'est pourquoi je voudrais, répondant à l'offre de votre bureau, faire quelques remarques sur les différences qui me sont apparues entre la façon dont l'hygiène mentale est envisagée en Allemagne et en France. Il est certain que les indications recueillies en un très bref séjour ne peuvent être absolues. Pourtant, à écouter attentivement les communications qui viennent de se succéder, et au cours de conversations privées, j'ai recueilli l'impression que les aliénistes français et allemands concentrent actuellement leurs efforts, en matière d'hygiène mentale, sur des buts différents.

L'organisation asilaire allemande, plus souple que la nôtre, soutenue par les municipalités et même les oeuvres privées, est sonstamment susceptible d'amélioration; une grande partie des efforts de votre ligue tend à améliorer les asiles et y développer le traitement par le travail et ce qu'on a appelé la »postcure«, l'assistance aux aliénés à leur sortie de l'asile. Une procédure d'internement moins rigide que la nôtre, variable selon les Etats, a rendu le séjour à l'asile plus facile, la sortie de l'asile plus prompte que ne le permet en France, dans la majorité des cas, l'impérative loi du 30 juin 1838. Peut-être aussi les préventions contre l'internement sont-elles moins fortes dans la population allemande, et la subordination à des règlements d'utilité sociale y est peut-être mieux acceptée que chez des Français plus jalousement individualistes

---

[1]) Verfasser mußte bei der Tagung auf seine Ausführungen infolge Zeitmangels verzichten.

Quoi qu'il en soit, le mouvement français d'hygiène mentale, quand il veut changer les conditions des asiles, se heurte aux règles strictes de la loi de 1838. Il a dû s'intéresser plus aux soins à donner aux psychopathes pour leur éviter d'entrer à l'asile qu'aux soins à leur donner quand ils y sont entrés. Le mouvement françois tend à considérer la prophylaxie des maladies mentales comme la partie la plus importante de l'hygiène mentale.

C'est ainsi qu'avec l'appui du »Conseil général du départements de la Seine« (département formé par la ville de Paris et sa proche banlieue), le Dr Toulouse a pu créer un Centre de prophylaxie dont la réalisation n'a pas été tentée ailleurs et dont la nouveauté n'a pas toujours été comprise. Le principe en est que la psychopathie est le plus souvent une maladie organique curable assimilable à ce double titre aux maladies qu'on traite dans les hôpitaux ordinaires. L'hôpital Henri Rouselle est avant tout A) un service de traitement pour les psychopathes. C'est aussi B) une organisation de dépistage et C) un centre de triage. Ces buts divers sont remplis par le Dispensaire et par l'Hôpital psychiatriques.

A) Rapidement connu des médecins des hôpitaux parisiens et des médecins praticiens, le Dispensaire voit affleur les cas de psychopathies. L'organisation très poussée des divers laboratoires (chimie, sérologie, hématologie, physiopathologie) permet de déceler très souvent une origine organique des manifestations psychiques, d'établir un traitement approprié même à domicile. Si l'affection est plus grave ou les conditions sociales mauvaises, le psychopathe sera, en dehors de toute procédure d'internement, hospitalisé dans l'un des pavillons de l'hôpital (220 lits au total): pavillon de traitement pour malades tranquilles (cas légers, convalescents, malades en instance de placement dans un hospice) ou dans un pavillon d'observation.

B) Parmi la foule des malades, en effet, qu'attire au centre de prophylaxie mentale les nombreuses consultations spécialisées (psychiatrie générale, toxicomanies, psychoses de revendication, psychiatrie infantile, consultations juridiques) et l'assurance de trouver à toute heure du jour un renseignement médical, une direction pour une difficulté psychologique quelconque, il est des psychopathes gravement atteints, des aliénés dangereux qu'une telle organisation permet de découvrir. Cette fonction de dépistage que acremplit le service est complétée par le fait qu'il offre son appui également aux familles des malades: le »service des visites à domicile«, assuré par des assistantes sociales et des médicins, dirige sur l'hôpital — ou en cas de necessité directement sur l'asile — un malade que sa famille n'a pu amener au dispensaire.

C) En assurant ainsi le traitement hospitalier des malades légers, le placement des cas neurologiques dans des hospices speciaux, l'internement dans un asile des sujets irrémédiablement atteints, le Centre de prophylaxie mentale donne à chaque psychopathe la place la mieux appropriée à son état et accomplit un travail important de triage.

Pas plus qu'en Allemagne, le Centre parisien de prophylaxie mentale ne méconnait l'étendue des tâches de l'Hygiène mentale; lutte contre la délinquance, l'alcoolisme, la prostitution, patronage des aliénés sortis des asiles, soins aux enfants anormaux, orientation professionnelle, examen des problèmes posés par l'accroissement des villes, recherches scientifiques pour le développement de la psychiatrie. Mais actuellement il s'est consacré surtout à une tâche préventive: prévention individuelle, en amenant les malades mentaux à se faire examiner et traiter précocement — prévention sociale en dépistant précocement les psychopathes, avant qu'ils aient entraîné la ruine de leur famille, commis un suicide, un meurtre.

Si je ne me trompe, de tels centres de prophylaxie mentale n'existent pas encore sous cette forme en Allemagne, mais il est certain que, si ce pays appliquait à les créer ses qualités d'organisation, il oboutirait vite à des résultats exemplaires.

# Eine Zukunftsaufgabe der Psychohygiene

Von Prof. Dr. Ernst **Rittershaus**, Hamburg.[1])

Hinter all den hochinteressanten Darlegungen auf der Tagung des Deutschen Vereins für Psychohygiene anläßlich der 90. Versammlung Deutscher Naturforscher und Ärzte in Hamburg taucht riesengroß ein Gespenst auf: die Gefahr der Zersplitterung, der Kompetenzkonflikte, des Gegeneinander-Arbeitens.

Dringend erforderlich ist eine Zusammenfassung, die neben dem bestehenden Getrennt-Marschieren ein Vereint-Schlagen ermöglicht.

Der erste Schritt einer solchen Zusammenfassung war die Gründung der Gesellschaft für Psychische Hygiene selbst. Man muß sich aber dabei vollkommen im klaren sein, daß dies nur eine rein wissenschaftliche, theoretische Bedeutung hat.

Es wurde teilweise direkt ausgesprochen, daß manches noch nicht so sei, wie es sein müsse, und noch mehr mußte unausgesprochen bleiben. Gegen widerstrebende Behörden, die kein Verständnis für solche neuen Gedanken zeigen, gegen kleinliche Sparsamkeit am falschen Platze, gegen veraltete Vorurteile, gegen eine grundsätzliche Ablehnung fachärztlicher Mitarbeit da, wo sie dringend nötig wäre, und gegen vieles andere mehr sind Resolutionen und Beschlüsse einer Gesellschaft ziemlich wirkungslos, und auch die schöne Hoffnung darauf, daß das Gute sich schließlich doch noch Bahn breche, und daß steter Tropfen den Stein höhle, — auch solche Erwägungen sind ein ziemlich wertloser Wechsel auf die Zukunft.

Neben dieser theoretisch-wissenschaftlichen Zusammenfassung bedarf es einer praktischen, eines ausführenden Organs.

Selbstverständlich kommt, wie ja auch ausgesprochen wurde, nicht etwa hier eine zentrale, vorgesetzte Behörde in Betracht, mit Exekutivgewalt u. ä. Dies bedarf keiner weiteren Begründung, die Kompetenzschwierigkeiten wären überhaupt nicht abzusehen.

Wohl aber fragt es sich, ob hier nicht noch ein anderer Weg möglich ist. Das Reich hat in den letzten Jahren schon so häufig und so weitgehend in die Befugnisse der Länder eingegriffen, daß die Schaffung einer zentralen Dienststelle als Reichsbehörde durchaus im Bereiche der Möglichkeit läge. Vielleicht wäre es noch zweckmäßiger, nicht eine einzige derartige Dienststelle zu schaffen, sondern mehrere, etwa je eine für Bayern, eine für die übrigen süddeutschen Staaten und einige weitere für je eine Gruppe von preußischen Provinzen, wobei die übrigen Länder den in ihrer Nähe liegenden Dienststellen zugeteilt werden könnten. Diese sämt-

[1]) Verfasser mußte bei der Tagung auf seine Ausführungen infolge Zeitmangels verzichten.

lichen »Überwachungsausschüsse«, wie wir sie einstweilen nennen wollen, würden dann zusammen die oberste Instanz, also einen »Zentralausschuß« zu bilden haben. Voraussetzung wäre dabei natürlich höchste Autorität auf Grund der Persönlichkeit, infolgedessen dann auch entsprechend gehobene dienstliche Stellung und das Recht der richterlichen Unabhängigkeit.

Die Art der Zusammensetzung eines solchen Ausschusses ist nicht das Wesentliche dabei, unverbindlich seien als vorläufiger Vorschlag ein Richter, ein oder zwei erfahrene Psychiater, ein Verwaltungsbeamter und ein von der entsprechenden Volksvertretung entsandter Laie genannt.

Die Aufgabe dieser Ausschüsse wäre die Beaufsichtigung und Überwachung aller hier in Betracht kommenden Fragen aller Dienststellen und Organisationen und zwar von Reichswegen, mit dem Rechte, alle gewünschten Auskünfte zu erhalten, alle Akten einzusehen und jederzeit alle Anstalten und Einrichtungen besichtigen zu dürfen.

Die Ausschüsse hätten weiterhin die Aufgabe, alle an sie gelangten Beschwerden nachzuprüfen und diese, soweit es sich um Einzelfälle handelt, — gegebenenfalls mit einer entsprechenden Stellungnahme, — an die zuständige Dienststelle weiterzuleiten, soweit es sich um Grundsätzliches handelt, müßten sie selbst grundsätzlich dazu Stellung nehmen. Sie müßten weiterhin Richtlinien ausarbeiten und sich davon überzeugen, ob und inwieweit man ihren diesbezüglichen Vorschlägen nachkommt. Sie sollten überhaupt anregend und beratend wirken, wenn erforderlich, auch mahnend und drängend. Ein Recht, unmittelbar einzugreifen und Anordnungen zu erlassen, könnten sie natürlich nicht besitzen, wohl aber würden sie durch ihre Autorität einen starken moralischen Druck ausüben in der von ihnen für erforderlich gehaltenen Richtung. Dieser Druck könnte noch gesteigert werden durch regelmäßige Berichte in der Fachpresse, gegebenenfalls verstärkt durch den Druck des Gesamtausschusses.

In dieser oder ähnlicher Weise wäre eine Einheitlichkeit wenigstens für die Zukunft gewährleistet.

Im wesentlichen decken sich diese Vorschläge mit den Aufgaben und Einrichtungen, die in manchen außerdeutschen Ländern für die sogenannten »Irrenkommissionen« bestehen, der Aufgabenkreis wäre nur zu erweitern auf das Gesamtgebiet der Psychischen Hygiene. — Diese Vorschläge sind also keineswegs Utopien, sondern Dinge, die sich ebensogut verwirklichen lassen müßten, wie es etwa in England, Schweden oder in Amerika geschehen ist.

Da der wahrscheinlich wesentlichste Kreis ihrer Aufgaben aber wohl die Fürsorge für psychisch Erkrankte umfassen dürfte, gehörten derartige Bestimmungen auch wohl in das erste Hauptstück eines deutschen Reichs-Irrengesetzes, eines »Fürsorgegesetzes für psychisch Erkrankte« hinein, und sie decken sich auch im wesentlichen mit den Vorschlägen, die ich, gestützt auf die seitherige Entwicklung der Verhältnisse in Deutschland und in den übrigen europäischen Staaten, an anderer Stelle gemacht hatte[1]). Zur Ergänzung der heutigen natürlich nur ganz skizzenhaften Andeutungen sei bezgl. weiterer Einzelheiten auf jenen Vorschlag verwiesen, den ich auch in diesem Kreise zur Erörterung stellen möchte.

---

1) »Die Irrengesetzgebung in Deutschland nebst einer vergleichenden Darstellung des Irrenwesens in Europa.« (Für Ärzte, Juristen und gebildete Laien). W. de Gruyter & Co., Berlin, 1927.

# Niederschrift über die erste Mitgliederversammlung des Deutschen Verbandes für psychische Hygiene in Hamburg in der Staatskrankenanstalt Friedrichsberg am 19. September 1928.

Erschienen sind 34 Herren, darunter Vertreter der Verwaltungs- und Fürsorgebehörden des Reiches, der Länder, der Provinzen und der Kommunen, ferner Vertreter der angeschlossenen Körperschaften und Vereinigungen sowie der österreichischen und einiger ausländischer Organisationen für psychische Hygiene.

Der Vorsitzende, Geheimrat Professor Dr. *Sommer*, eröffnet die Mitgliederversammlung 18.15 Uhr und begrüßt die Erschienenen.

Es wird sogleich in die Tagesordnung eingetreten.

1. Der Vorsitzende erstattet einen eingehenden Geschäftsbericht über die Entstehung, den provisorischen Aufbau und die bisherige Tätigkeit des Verbandes und weist dabei u. a. auf seine früheren Vorschläge über die Schaffung einer psychiatrischen Abteilung des Reichsgesundheitsamtes hin.

Er führt aus: Als Einleitung unserer ersten Mitgliederversammlung möchte ich eine kurze Geschichte des deutschen Verbandes für psychische Hygiene geben. Die Vorgeschichte spielte sich in Deutschland in der Zeit von ca. 1900 bis zum Beginn des Krieges ab, indem zwei Bewegungen nebeneinander, und anfänglich ohne gemeinsamen Leitbegriff, arbeiteten, nämlich einerseits die von mir eingeleitete Bestrebung zur Vorbeugung von nervöser Ermüdung durch öffentliche Ruhehallen, also einer eigentlichen psychiatrischen Prophylaxe und psychischen Hygiene, andererseits die von *Kolb* vertretene Idee der Außenfürsorge von den psychiatrischen Anstalten aus.

Während in Deutschland in und in den ersten Jahren nach dem Kriege alle solche Bestrebungen stark gehemmt waren, entwickelte sich besonders in Nordamerika und Frankreich unter dem zusammenfassenden Begriff der Mental Hygiene und Hygiène mentale eine Organisation der psychischen Hygiene, die zunächst in einem auch aus dem Ausland viel besuchten Kongreß in Paris zum Ausdruck kam. Der Führer der Bewegung in Nordamerika ist *Clifford W. Beers,* über dessen Buch ich in der Zeitschrift für psychische Hygiene berichtet habe. Die von dort ausgedehnte internationale Organisation umfaßt jetzt schon fast alle Kulturstaaten.

In diesem Zusammenhang wurde ich Anfang 1923 auf Veranlassung mehrerer Mitglieder schon entstandener nationaler Komitees in anderen Ländern von *Clifford W. Beers* aufgefordert, die Organisation in Deutschland in die Hand zu nehmen. Hier waren viele Schwierigkeiten und Widerstände zu überwinden, bis es mir 1925 gelang, den deutschen Verband für psychische Hygiene ins Leben zu rufen. Von vornherein faßte ich ein enges Zusammenarbeiten mit dem deutschen Verein für Psychiatrie ins Auge und erreichte bei der Versammlung in Kassel 1925 die Benennung eines Vertreters in den Verband, und zwar auf meinen Wunsch von Herrn Prof. Weygandt. Sodann trat Herr Obermedizinalrat Roemer als Geschäftsführer bei. Dieser kleine Vorstand wurde durch die Herren Obermedizinalrat Kolb und Simon erweitert. Dadurch waren zwei mit der psychischen Hygiene eng verbundene Bewegungen, nämlich die Außenfürsorge und die Beschäftigungstherapie, persönlich und organisatorisch mit dem Verband verknüpft.

Ferner wurde bei der Versammlung des deutschen Vereins für Psychiatrie in Wien (1927) und Kissingen (1928) eine enge Beziehung zu den schon längst entstandenen Hilfsvereinen für Geisteskranke hergestellt, deren Organisation neuerdings im einheitlichen Sinne ausgebaut worden ist.

1927 fand auf Einladung von *Clifford W. Beers* in Paris eine Versammlung der Vertreter der europäischen Verbände statt, an der vom deutschen Verband *Sommer* und *Roemer* teilnahmen. In Paris wurde ein europäischer Viererausschuß gewählt, dem *Toulouse, Genil-Perrin, Ley* und *Sommer* angehören.

Die Bestrebungen des Verbandes fanden wirksame Unterstützung durch das Reichsministerium des Innern und, in bezug auf den internationalen Kongreß, bei dem Auswärtigen Amt. Letzterer war schon seit Jahren geplant, mußte jedoch mehrfach verschoben werden. Er soll nun bestimmt vom 5. bis 10. Mai 1930 in Washington stattfinden. Generalsekretär ist Herr *Clifford W. Beers.* Unsere Tagung ist gewissermaßen die deutsche Generalprobe für den internationalen Kongreß. In kurzen Referaten soll eine Gesamtübersicht über die psychische Hygiene und die weiteren Gebiete, die an sie angrenzen, gegeben werden. Die erste Mitgliederversammlung dient dem Ausbau der Organisation des deutschen Verbandes für psychische Hygiene.

Zu Punkt 2 der Tagesordnung, Kassenbericht, gibt der Vorsitzende folgende Übersicht:

Der Verband hat bisher folgende Einnahmen gehabt:

| | |
|---|---|
| 1. Stiftung Clifford W. Beers . . . . . . | 300,— M. |
| 2. Beiträge des Reichsministeriums des Innern: | |
| 1927/28 . . . . . . . . . . . . . | 3000,— „ |
| 1928/29 . . . . . . . . . . . . . | 4000,— „ |
| 3. Auswärtiges Amt für den internationalen Kongreß 1929 . . . . . . . . . . . . . | 1000,— „ |
| 4. Zinsen . . . . . . . . . . . . . . . . . | 215,— „ |
| 5. Mitglieder-Beiträge . . . . . . . . . . . | 155,— „ |
| Summe . . . | 8670,— M. |
| Ausgaben für Reisen, Drucksachen, Porto usw. bis 15. September 1928 . . . . . . . . . . | 2459,— „ |
| Bestand . . . . . . . . . . . . . . . . . | 6211,— M. |

Es stehen noch Ausgaben aus

1. für die Hamburger Tagung,
2. 1000,— M. zur Propaganda für den Bericht des Verbandes Deutscher Hilfsvereine für Geisteskranke,
3. Auslagen für Geschäftsführung.

In der Erörterung zu Punkt 1 und 2 erklärt der Vertreter des Reichsgesundheitsamts, Herr Oberregierungsrat Dr. *Bogusat,* auf die Ausführungen des Vorsitzenden über die Notwendigkeit einer psychiatrischen Abteilung im Reichsgesundheitsamt, eine solche Notwendigkeit ergebe sich aus dem bisherigen Geschäftsgange nicht, bei dem verhältnismäßig selten psychiatrische Fragen zu bearbeiten seien; für diese stehen unter den Mitgliedern des Reichsgesundheitsamts zwei psychiatrisch vorgebildete Herren zur Verfügung.

Der Vorsitzende erklärt, es liege ihm völlig fern, an der derzeitigen Erledigung psychiatrischer Fragen bei der gegenwärtigen Ordnung der Dinge eine Kritik zu üben; er müsse aber aus grundsätzlichen organisatorischen Erwägungen heraus an seinem schon früher gemachten Vorschlag der Einrichtung einer solchen Abteilung, möglichst mit einer angeschlossenen klinischen Station, prinzipiell festhalten. Im übrigen erblicke er die Aufgabe des Verbandes in erster Linie darin, das erfolgreiche Zusammenarbeiten der vorhandenen Institutionen zu fördern.

Zu Punkt 3, Beratung der Satzung, führt der stellvertretende Vorsitzende Professor Dr. *Weygandt* aus, man habe in der Sitzung des engeren und weiteren Vorstands es für notwendig gehalten, den Bestrebungen des Verbandes durch eine förmliche Satzung eine klare geschäftsordnungsmäßige Grundlage zu geben, wie dies bei anderen gemeinnützigen Vereinigungen ähnlicher Art auch der Fall sei. Der Satzungsvorschlag sei nach dem Vorbild verwandter Organisationen aufgebaut und lasse der weiteren Entwicklung ausreichenden Spielraum. Auf seine Anregung verliest der Geschäftsführer Obermedizinalrat Dr. *Roemer* den Entwurf der Satzung, der den Vorschlag des engeren und des weiteren Vorstandes darstellt. Er fügt an, der Vorschlag sei im wesentlichen der Satzung der Deutschen Gesellschaft zur Bekämpfung der Geschlechtskrankheiten nachgebildet und beenge in seiner möglichst allgemein gehaltenen Fassung die weiteren Entwicklungsmöglichkeiten in keiner Weise.

Der Vorsitzende führt hierzu folgendes aus:

Infolge seiner zwingenden Abhaltung durch häusliche Verhältnisse habe er erst zur Mitgliederversammlung eintreffen und sich deshalb an der Vorberatung der Satzung in der Sitzung des Vorstandes und des erweiterten Vorstandes nicht beteiligen können. Gegen den Vorschlag sei einzuwenden, einmal, daß der Einfluß des Deutschen Vereins für Psychiatrie nicht sichergestellt sei. Dies sei erforderlich, um nicht den Anschein zu erwecken, als wolle der Verband dieser bewährten psychiatrischen Organisation Konkurrenz machen. Weiterhin sei es nötig, daß die Satzung sich der zu schaffenden internationalen Organisation genau anschließe. Dies hätte allerdings erst nach dem Internationalen Kongreß 1930 geschehen können. Bei dieser Sachlage schlage er vor, den Satzungsentwurf heute en bloc anzunehmen und gleichzeitig eine kleine Kommission einzusetzen mit der Aufgabe, die Angleichung der Satzung an die Satzungen anderer nationaler Organisationen fortlaufend zu bearbeiten und gegebenenfalls der Mitgliederversammlung späterhin entsprechende Änderungsvorschläge zu machen.

*Weygandt* erklärt, bei der Verschiedenheit der Aufgaben könne es nicht in Frage kommen, daß der Deutsche Verband für psychische Hygiene dem Deutschen Verein für Psychiatrie, dessen Arbeitsgebiet erheblich enger sei, Konkurrenz mache. Er beantragt, in § 5 den Zusatz aufzunehmen: »Dem Deutschen Verein für Psychiatrie steht das Recht zu, einen Vertreter in den Vorstand zu entsenden.« Der Antrag wird einstimmig angenommen, ebenso der Antrag *Sommer*, eine Kommission zur weiteren Ausgestaltung der Satzung einzusetzen. Die Kommission setzt sich zusammen aus den Herren *Sommer, Weygandt, Roemer, Wiedel* und *Bogusat*. Hierauf erfolgt die einstimmige Annahme der vorgeschlagenen Satzung durch die Mitgliederversammlung [1]).

[1]) Die Satzung ist in der endgültig genehmigten Form nachstehend abgedruckt.

Zu Punkt 4, Wahlen:

Auf Anregung aus der Versammlung heraus wird der bisherige engere und weitere Vorstand durch Akklamation endgültig gewählt. Es besteht demnach der engere Vorstand aus dem Vorsitzenden, Geheimrat Professor Dr. *Sommer*-Gießen, dem stellv. Vorsitzenden und zugleich dem Vertreter des Deutschen Vereins für Psychiatrie, Prof. Dr. *Weygandt*-Hamburg-Friedrichsberg, dem Geschäftsführer, Obermedizinalrat Dr. *Roemer*-Karlsruhe i. B. und den Beisitzern, Obermedizinalrat Dr. *Kolb*-Erlangen und Sanitätsrat Dr. *Simon*-Gütersloh. Zu diesen treten als Mitglieder des weiteren Vorstandes Oberregierungsrat Dr. *Wiedel*-Berlin, als Vertreter des Reichsministeriums des Innern, Geheimrat Prof. Dr. *Ilberg*-Dresden, als Herausgeber der Allg. Zeitschrift für Psychiatrie, Oberarzt Dr. *Mayr*-Eglfing, als Vertreter des Reichsverbands beamteter deutscher Psychiater, und Direktor Dr. *Vogel*-Dresden, als Vertreter des Deutschen Hygiene-Museums.

Zu Mitgliedern des Ausschusses wurden gewählt die Herren: *Aschaffenburg*-Köln, *Bogusat*-Berlin, Oberregierungsrat im Reichsgesundheitsamt, *Ackermann*-Großschweidnitz für den Verband Deutscher Hilfsvereine für Geisteskranke, *Meltzer*-Großhennersdorf für den Verein für die Pflege und Erziehung Geistesschwacher, *Cimbal*-Altona für die Allg. Ärztliche Gesellschaft für Psychotherapie, *Förster*-Breslau für die Gesellschaft Deutscher Nervenärzte, *Ziemke*-Kiel für die Deutsche Gesellschaft für gerichtliche und soziale Medizin, *Vonessen*-Köln für die Vereinigung Deutscher Kommunal-, Schul- und Fürsorgeärzte, *Gregor*-Flehingen i. B. für den Deutschen Verein zur Fürsorge für jugendliche Psychopathen, *Krohne*-Berlin für die Deutsche Gesellschaft für Rassenhygiene, *Roeschmann*-Berlin für die Deutsche Gesellschaft zur Bekämpfung der Geschlechtskrankheiten, *Gonser*-Berlin-Dahlem für den Deutschen Verein gegen den Alkoholismus, *H. Böhme*-Berlin für das Deutsche Rote Kreuz, *von Weinberg*-Frankfurt a. M. für die Deutsche Gesellschaft für Gewerbehygiene und *Berze*-Wien für die angeschlossenen österreichischen Organisationen. Außerdem soll die Deutsche Reichshauptstelle zur Bekämpfung des Alkoholismus noch um Benennung eines Vertreters ersucht und ferner bei *Schloßmann*-Düsseldorf angefragt werden, in welcher Form die frühere »Gesolei« als entsendende Stelle weiter existiert[1]).

Der Ausschuß hat nach § 7 der Satzung das Recht, sich weitere Mitglieder nach Bedarf zu kooptieren.

Die Herren *Dannemann* und *Meltzer* haben inzwischen die Kassenbelege und Bankauszüge geprüft und bestätigen deren Richtigkeit. Sie beantragen, der Geschäftsführung demgemäß Entlastung zu gewähren. Entlastung wird hierauf von der Mitgliederversammlung erteilt.

Zu Punkt 5, Verschiedenes, wird noch ergänzend bemerkt, daß den persönlichen Mitgliedern des Verbandes gegen den in § 2 der Satzung vorgesehenen Jahresbeitrag von 5 M. die Zeitschrift für psychische Hygiene regelmäßig unentgeltlich geliefert wird. Den Mitgliedern der angeschlossenen Körperschaften und Organisationen, mit denen die Höhe ihres Jahresbeitrages von Fall zu Fall zu vereinbaren ist, wird die Zeitschrift zum Preise von 3 M. durch den Verband geliefert. Auf eine Anfrage aus der Versamm-

[1]) Die auf sie gefallene Wahl in den Ausschuß haben inzwischen angenommen: *Ackermann, Berze, H. Böhme, Förster, Gonser, Gregor, Röschmann* und *Krohne*.

lung wird ausdrücklich bestätigt, daß auch Ausländer Mitglieder des Verbandes werden können. Eine solche Regelung erscheint angebracht, da bisher nicht in jedem Land eine Organisation für psychische Hygiene besteht und auch abgesehen hiervon die Beteiligung der ausländischen Interessenten die Bestrebungen des Verbandes fördern wird.

Schließlich macht *Weygandt* noch geschäftliche Mitteilungen über die Tagung am 20. September.

Hierauf schließt der Vorsitzende 19.30 Uhr mit Dank an die Erschienenen die Mitgliederversammlung.

Der Vorsitzende. gez. *Sommer*.

Der Geschäftsführer. gez. *Roemer*.

# Satzungen
## des
# Deutschen Verbands für psychische Hygiene.

§ 1.

Der im Jahre 1925 gegründete „Deutsche Verband für psychische Hygiene“ bezweckt in Deutschland die Ergänzung der körperlichen Hygiene durch eine psychische, entsprechend der in einer Reihe anderer Staaten bestehenden Bewegung. Er soll alle einschlägigen Bestrebungen zu gemeinsamer Arbeit zusammenfassen. Der Ausdruck „psychische Hygiene“ („Mental-Hygiene“) umfaßt einmal die Bestrebungen zur zeitgemäßen Gestaltung der offenen und geschlossenen Fürsorge für Geisteskranke und Psychopathen nach psychohygienischen Grundsätzen (Arbeitstherapie, Familienpflege, offene Fürsorge, Nervenheilstätten, Hilfsvereine u. a.), ferner die psychische Hygiene und Prophylaxe im eigentlichen Sinne und endlich die Verbreitung psychohygienischen Wissens in allen Bevölkerungsschichten und besonders in dem mit der psychischen Hygiene beruflich befaßten Personenkreise; die psychische Hygiene soll in ihrer praktischen Anwendung nicht nur im Rahmen der Psychiatrie, sondern in allen Gebieten des sozialen Lebens gefördert werden.

§ 2.

Mitgliedschaft. Die Mitgliedschaft wird von Einzelpersonen durch Zahlung eines Jahresbeitrages von mindestens 5 M. oder durch eine einmalige Zuwendung von mindestens 100 M. erworben. Mitglieder, die dem Verband eine Zuwendung von mindestens 500 M. machen, werden als „immerwährende Mitglieder“ geführt.

Gemeinden, Krankenkassen und andere Körperschaften und Organisationen können durch Zahlung eines zu vereinbarenden Beitrages die Mitgliedschaft erwerben.

Die Jahresbeiträge werden im ersten Quartal jedes Kalenderjahres eingezogen.

§ 3.

Verlust der Mitgliedschaft. Die Mitgliedschaft erlischt durch freiwilligen Austritt. Mitglieder, die ihre Beiträge nicht binnen Jahresfrist nach Beginn des Geschäftsjahres bezahlt haben, können durch den Vorstand nach vorheriger zweimaliger Mahnung als ausgetreten erklärt und in der Mitgliederliste gestrichen werden. Außer diesem Fall kann die Streichung eines Mitgliedes nur durch die Mitgliederversammlung mit Dreiviertelmehrheit der Anwesenden aus erheblichen Gründen beschlossen werden.

§ 4.

Organe des Verbandes. Organe des Verbandes sind:

1. der Vorstand,
2. der Ausschuß,
3. die Mitgliederversammlung.

§ 5.

Zusammensetzung des Vorstandes. Der Vorstand wird von der Mitgliederversammlung auf drei Jahre gewählt. Er besteht aus dem Vorsitzenden, dem stellvertretenden Vorsitzenden, dem Geschäftsführer und zwei Beisitzern. Dem Deutschen Verein für Psychiatrie steht das Recht zu, einen Vertreter in den Vorstand zu entsenden.

Dieser engere Vorstand kann sich bis zu sieben Mitgliedern kooptieren (weiterer Vorstand).

§ 6.

Geschäftsführung des Vorstandes. Dem Vorstand obliegt die Leitung des Verbandes, seine Vertretung nach außen und die Veranstaltung der Tagungen. Er regelt selbst seine Geschäftsführung und erläßt eine Geschäftsordnung für den Ausschuß und für die Mitgliederversammlung im Rahmen dieser Satzung.

§ 7.

Der Ausschuß besteht:

1. Aus den Mitgliedern des engeren und weiteren Vorstandes;
2. aus 12 Beisitzern, die von der Mitgliederversammlung gewählt werden, wobei den angeschlossenen Organisationen ein Vorschlagsrecht zukommt;
3. aus weiteren Mitgliedern, die er sich kooptieren kann.

Sämtliche Ausschußmitglieder werden für eine Wahlperiode von drei Jahren gewählt; eine Wiederwahl ist gestattet.

§ 8.

**Mitgliederversammlung.** Mindestens alle drei Jahre findet eine ordentliche Mitgliederversammlung des Verbandes statt, zu welcher der Vorstand unter Angabe der Tagesordnung die Mitglieder durch Einladungsschreiben unmittelbar einlädt.

Der Vorstand ist verpflichtet, Anträge, die spätestens vier Wochen vor der Mitgliederversammlung dem Vorstand eingereicht werden, auf die Tagesordnung zu setzen.

Die Mitgliederversammlung kann durch Beschluß des Vorstandes zu einer Tagung für psychische Hygiene erweitert werden.

Eine ordnungsmäßig berufene Mitgliederversammlung ist ohne Rücksicht auf die Zahl der Erschienenen beschlußfähig. Bei Stimmengleichheit entscheidet die Stimme des Vorsitzenden.

Der Mitgliederversammlung obliegt die Prüfung der Geschäftsführung des Vorstandes, Entlastung des letzteren sowie die Wahl der Vorstandsmitglieder und der 12 Beisitzer im Ausschuß, ferner die Beschlußfassung über die vom Vorsitzenden auf die Tagesordnung gesetzten Beratungsgegenstände.

Gegenstände, die nicht auf der Tagesordnung stehen, können zur Beratung und Beschlußfassung nur zugelassen werden, sofern dies von der Versammlung mittels Zweidrittelmehrheit beschlossen wird.

Über die Verhandlungen und Beschlüsse der Mitgliederversammlung wird eine Niederschrift aufgenommen und vom Vorsitzenden und Geschäftsführer durch Unterschrift beglaubigt.

§ 9.

Der Vorstand ist jederzeit berechtigt und auf Antrag von 50 Mitgliedern verpflichtet, eine außerordentliche Mitgliederversammlung einzuberufen.

§ 10.

Im Falle des § 45 Abs. 1 BGB. hat eine Mitgliederversammlung über die Verwendung des Verbandsvermögens Beschluß zu fassen mit der Maßgabe, daß das Vermögen einem Verein, einer Stiftung oder einer Gesellschaft zugewendet werden muß, die verwandte Zwecke verfolgt, und daß die Teilung unter die Mitglieder und der Anfall an die Staatskasse ausgeschlossen ist.

§ 11.

Eine Beschlußfassung über Anträge auf Änderungen der Satzung, die nicht durch die den Mitgliedern übersandte Tagesordnung rechtzeitig bekanntgegeben worden ist, ist unstatthaft. Zur Änderung der Satzung ist Zweidrittelmehrheit der Anwesenden erforderlich, unter denen mindestens zwei Mitglieder des Vorstandes vertreten sein müssen.

## Teilnehmerverzeichnis.

Abomeit Dr., Frankfurt a. Oder, Vertreter der Provinzial-Regierung

Adams Dr., Sanitätsrat, Direktor der Provinzial-Heil- und Pflegeanstalt Andernach

Apel, Hamburg, Vertreter der Polizeibehörde

Bartenberg Dr., Hamburg

Benders A. M. Dr., Bakkum (Nordholl.) Anstalt Duinenbosch

Benemann, Altona, Vertreter des Wohlfahrtsamtes

Bereidt, Hamburg, Vertreter des Jugendamtes

Beyer Dr., Sanitätsrat, Direktor der Nervenheilstätte »Roderbirken« bei Leichlingen, Vertreter der Landesversicherungsanstalt Rheinprovinz

Blum Kurt Dr., Arzt an der psychiatrischen Klinik Köln-Lindenburg

Bogusat Dr., Oberregierungsrat Berlin, Vertreter des Reichsgesundheitsamtes

Boltz Dr., Hamburg-Farmsen, Vertreter des Versorgungsheims

v. Bomhard G. Dr., Oberärztin an der Städt. Heil- und Pflegeanstalt Berlin-Buch

Boumann K. H. Dr., Amsterdam, Direktor der psychiatrischen Klinik

Bratz Dr., Sanitätsrat, Direktor der Wittenauer Heilstätten, Berlin-Witt. Vertreter der Stadt Berlin

Brauer Dr., Hamburg

Braune Dr., Sanitätsrat, Direktor der Landesheilanstalt Altscherbitz

Brinkmann Dr., Hamburg

Bufe Elisabeth, Uchtspringe

Bufe Ernst Dr., Oberarzt an der Landesheilanstalt Uchtspringe

Cimbal W. Dr., Oberarzt an der psychiatr. Abteilung des städt. Krankenhauses Altona, Vertreter der Allgemeinen Ärztlichen Gesellschaft für Psychotherapie

Clemenz Dr., Hamburg-Alsterdorf

Daiber Dr., Obermedizinalrat, Direktor der Heilanstalt Zwiefalten

Dannemann Dr., Obermedizinalrat, Professor, Direktor der Heil- und Pflegeanstalt Heppenheim a. d. B. Vertreter des Hilfsvereins für die Geisteskranken Hessens

Dannenberger Dr. Medizinalrat, Oberarzt an der Heil- und Pflegeanstalt Philippshospital Goddelau

Delbrück Dr. Professor, Direktor des St. Jürgen-Asyls (Irrenanstalt) Bremen, Vertreter des Deutschen Vereins gegen den Alkoholismus

Dietz Dr., Medizinalrat, Direktor der Heil- und Pflegeanstalt Alzey (Rheinhessen)

Dix, Stadtrechtsrat Leipzig, Vertreter des Rates der Stadt Leipzig (Gesundheitsamt)

Doermer M., Hamburg

v. Dontersloot Dr., Rotterdam (Holl.) Psychiatr. Anstalt Maasoord Stadt Rotterdam

Droog Dr., Provinzialkrankenhaus Heemstede b. Santpoort (Nordholl.)

Duhne Dr. Elsa, Hamburg, Vertreterin des Arbeitsamts

Ehlers, Hamburg, Vertreter der Wohlfahrtsbehörde

Encke Dr. Sanitätsrat, Direktor der Provinzialheilanstalt Lauenburg

Ernsting H., Hamburg, Vertreter des Pflegeamts Altona

Faltlhauser Dr., Obermedizinalrat, Oberarzt und Fürsorgearzt an der Heil- und Pflegeanstalt Erlangen

Fresenius Dr., Obermedizinalrat, Referent im Hessischen Ministerium des Innern, Darmstadt

Friederichs, sozialpädagogisches Institut Altona

Fröhlich Dr., Landesrat, Vertreter der Provinzialverwaltung Westfalen, Münster

Gädke G., Hamburg

Gillwald Dr., Oberarzt an der Landesirrenanstalt Eberswalde/Brandenburg

Gleuns J. W. Dr., Deventer

Grabe Dr. Professor, Oberarzt an der Staatskrankenanstalt Hamburg-Friedrichsberg

Graeger Dr., Landesrat Breslau, Vertreter des Provinzialverbandes von Niederschlesien

Grambow M., Hamburg

Gregor Dr. Professor, Obermedizinalrat, Direktor der Fürsorgeerziehungsanstalt Flehingen i. Baden, Vertreter des Badischen Justizministeriums

Güssefeld Ilse, Hamburg, Vertreterin der Krankenhausfürsorge

Gütschow Dr., Hamburg

Hahn Dr., Hamburg

Hansen Dr., Hamburg, Sprachheilschule

Hasse Dr., Oberarzt an der Heil- u. Pflegeanstalt Berlin-Herzberge, Vertreter der Stadt Berlin

Heilbrunn, Gotha

Heilemann Dr., Oberarzt an der Provinzial-Heil- und Pflegeanstalt Bunzlau

Henkel Dr., Direktor der Landespflegeanstalt Hadamar

Herk H., Göttingen

Hermkes Dr., Direktor der Provinzialheilanstalt Eickelborn

Herting Dr., Sanitätsrat, Direktor der Provinzial-Heil- und Pflegeanstalt Grafenberg bei Düsseldorf, Vertreter des Hilfsvereins für Geisteskranke in der Rheinprovinz

Hinrichs Dr., Sanitätsrat, Direktor der Heil- und Pflegeanstalt Neustadt i. Holst.

Hobohm Dr., Oberarzt in »Bethel« bei Bielefeld

Höper, Kiel, Vertreter des Provinzialverbandes Schleswig-Holstein

Hunstiger Fr. A., Hamburg, Vertreterin der Krankenhausfürsorge

Jacobsen Magda, Hamburg

Jacobsen W., Hamburg

Jacobsohn-Lask Dr., Prof., Berlin-Lichterfelde

Jacques Dr., Hamburg

Jess Dr., Oberarzt an der Landesirrenanstalt Eberswalde/Brandenburg

Ilberg Dr., Geh. Medizinalrat, Professor, Dresden, Herausgeber der »Allgemeinen Zeitschrift für Psychiatrie«

Joël Dr., Stadtschularzt, Berlin, Vertreter der Stadt Berlin, Bezirksamt Kreuzberg

Joel Dr., Hamburg

Klemperer Dr., Rodewisch i. V.

Klimmek Olga, Hamburg, Sprachheilschule

Klose Dr., Stadtmedizinalrat Kiel, Vertreter des Gesundheitsamts

Klüber Dr., Obermedizinalrat, Direktor der Heil- und Pflegeanstalt Klingenmünster i. Pfalz

Kolb Dr., Obermedizinalrat, Direktor der Heil- und Pflegeanstalt Erlangen. Mitglied des Vorstandes des Deutschen Verbandes für psychische Hygiene

Kost Dr., Waldbreitbach

Krauss Stephan Dr., Arzt an der psychiatrisch-neurologischen Klinik Heidelberg

Krekeler Dr., Regierungs-Medizinalrat, Großschweidnitz i. Sa.

Kreuzer Dr., Arzt an der Staatskrankenanstalt Hamburg Friedrichsberg

Kroemer I. Dr., Oberarzt an der Landesheilanstalt für Jugendliche, Schleswig-Hesterberg

Krüger Dr., Assistenzarzt an der Wahrendorffschen Anstalt Ilten b. Hannover

Laehr Max Dr., Geh. Sanitätsrat Professor, Direktor der Nervenheilstätte Malente-Gremsmühlen

Langelüddecke Dr., Assistenzarzt an der Staatskrankenanstalt Hamburg-Friedrichsberg

Lehmann Dr., Sanitätsrat, Oberarzt an der Heil- und Pflegeanstalt Brieg (Bez. Breslau)

Lienau Dr., Privatanstalt Eichenhain Hamburg

Lorentz Dr., Tecklenburg

Lorenzen Elisabeth, Frankfurt a. M. Vertreterin der Ev. Krankenfürsorge

Lusch, Berlin, Vertreter des Zentralausschusses für Innere Mission

Madsen, Sozialpädagogisches Institut Hamburg

Magnus Erna Dr., Berlin

Malchow B., Hamburg

Marcuse Dr., Oberarzt an der Städt. Heil- und Pflegeanstalt Berlin-Herzberge

Maß Dr., Städt. Nervenheilanstalt Chemnitz

Matthiessen, Altona, Vertreter des Jugendamts Altona

Matzdorff, Hamburg

Mayr Dr., Oberarzt an der oberbayrischen Heil- und Pflegeanstalt Eglfing bei München, Vertreter des Reichsverbandes beamteter deutscher Psychiater

Meggendorfer Dr., Privatdozent, Abteilungsarzt an der Staatskrankenanstalt Hamburg-Friedrichsberg

Meltzer Dr., Oberregierungsrat, Medizinalrat, Direktor der Landesanstalt Großhennersdorf i. Sa.

Meyer Ernst Dr., Saarbrücken

Meyer-Petersen L., Hamburg, Vertreter der Polizeibehörde (Pflegeamt)

Meyers J. F. Dr., Amsterdam

Möhring Dr., Hamburg, Sprachheilschule

Mönch Dr., Obermedizinalrat, Direktor der oldenburgischen Heil- und Pflegeanstalt Wehnen, Vertreter des Freistaates Oldenburg

Müller Th. Dr., Regierungsmedizinalrat, Leipzig-Dösen

Neißer Dr., Sanitätsrat, Direktor der Provinzial-Heil- und Pflegeanstalt Bunzlau

Neustadt Dr., Assistenzarzt an der Provinzial-Heil-und Pflegeanstalt Düsseldorf-Grafenberg

Neustadt-Steinfeld Dr., Düsseldorf-Grafenberg

Nevermann M., Hamburg, Vertreter des Schulkindergartens

Nievindt, Hamburg, Vertreter der Wohlfahrtsbehörde

Nihmann, Pfarrer, Gütersloh

Nitzsche Dr., Obermedizinalrat Professor, Direktor der Heil- und Pflegeanstalt Sonnenstein bei Pirna a. E., Vertr. des Sächsischen Ministeriums des Innern

Olàh Dr., Unterstaatssekretär, Budapest, Vertreter der königlichen ungarischen Regierung

Ostmann Dr., Oberarzt an der Provinzial-Heil- und Pflegeanstalt Schleswig

Paasche Dr., Oberarzt an der Provinzial-Heil- und Pflegeanstalt Aplerbeck

Pameyer J. H. Dr., Poortugaal (Holl.) Psychiatrische Anstalt Maasoord Stadt Rotterdam

Pfannmüller Dr., Arzt an der Landesheilanstalt Halle

Pfeifer Dr., Professor, Direktor der Heil- und Pflegeanstalt Nietleben bei Halle

Piebenga J. P. Dr., Franeks (Holland) Heilanstalt

Pinkus Dr., Professor Berlin, Vertreter der Deutschen Gesellschaft zur Bekämpfung der Geschlechtskrankheiten

Plaut Margaret Dr., New York

Poetter Dr., Stadtobermedizinalrat und Stadtbezirksarzt, Leipzig

Rabinowitsch Dr., Moskau

Rademaker Dr., Haag

Rehm Dr., Bremen

Reid Dr., Oberarzt an der Unfallnervenheilanstalt Lübeck-Strecknitz

Reimann Dr., Oberarzt an der Landesheilanstalt Uchtspringe

Reimers Dr., Sanitätsrat, Wandsbeck, Vertreter des Geschäftsausschusses des Deutschen Ärztevereinsbundes

Reinsk Dr., Endorf (Holl.) Psychiatrische Anstalt Maasoord Stadt Rotterdam

Reiß Dr., Professor, Stadtobermedizinalrat, Direktor der Städt. Heil- und Pflegeanstalt Dresden.

Repkewitz Dr., Sanitätsrat und Hilfsschularzt, Schleswig, Landesheilanstalt Stadtfeld.

Riebeling Dr., Hamburg

Rieß Dr., Hamburg

Rittershaus Dr., Privatdozent, Abteilungsarzt an der Staatskrankenanstalt Hamburg-Friedrichsberg

Roeder, Altona, Vertreter des Wohlfahrtsamts

Roemer Dr., Obermedizinalrat, Medizinalreferent im Badischen Ministerium des Innern, Karlsruhe, Geschäftsführer des Deutschen Verbandes für psychische Hygiene und Schriftleiter der Zeitschrift für psychische Hygiene

Rümker Dr., Hamburg

Sander, Hamburg, Vertreter der Oberschulbehörde

Saupe Dr., Assistenzarzt an der Krankenanstalt Hamburg-Langenhorn

Schadendorf Dr., Dresden, Vertreter des Sächsischen Arbeits- und Wirtschaftsministeriums, sowie des Sächsischen Landesausschusses für hygienische Volksbelehrung

Schaefer Dr., Regierungsmedizinalrat, Heil- und Pflegeanstalt Zschadrass

Schäfer Dr., Professor, ärztl. Direktor der Staatskrankenanstalt Hamburg-Langenhorn

Scheidges Dr., Direktor der Provinzialarbeitsanstalt Brauweiler

Schlayer Dr., Oberlandesgerichtsrat Hamburg

Schmidt Dr., Anstaltsarzt an der Heil- und Pflegeanstalt Klingenmünster (Pfalz)

Schneider Dr., Oberarzt an der Heil- und Pflegeanstalt Herborn (Dillkr.)

Schroeder Dr., Arzt an der Landes-Heil- und Pflegeanstalt Altscherbitz

Schulte Dr., Direktor der Provinzial-Heil- und Pflegeanstalt Marsberg

Schultze Dr., Oberarzt an der Heil- und Pflegeanstalt Schleswig-Stadtfeld

Schulze Dr., Ministerialdirektor Dresden, Vertreter der Sächsischen Regierung

Schüppert Dr., Medizinalrat, Oppenheim a. Rh. Vertreter des Kreisgesundheitsamtes

Schwarz G., Hamburg, Sprachheilschule

Seffer, Hamburg, Sprachheilschule

Seiffert Dr., Privatdozent, Freiburg i. Br., Vertreter des hygienischen Institus der Universität

Sierau Dr., Oberarzt an der Staatskrankenanstalt Hamburg-Langenhorn

Simon Dr., Sanitätsrat, Direktor der Heil- und Pflegeanstalt Gütersloh. Mitglied des Vorstandes des Deutschen Verbandes für psychische Hygiene

Sinn Dr., Neubabelsberg

Sioli Dr., Professor, Direktor der Psychiatrischen Klinik Düsseldorf

Snell Dr., Geh. Sanitätsrat, Lüneburg

Sommer Dr., Geh. Medizinalrat, Professor, Direktor der Psychiatrischen Universitätsklinik Gießen, Vorsitzender des Deutschen Verbandes für psychische Hygiene

Speckmann, Oldenburg i. O.

Steigertahl, Direktor, Hamburg

Stein, Hamburg

Storch Dr., Hamburg

Storch Dr., Privatdozent an der Universitäts-Nervenklinik Gießen
Strauß, Altona
Teiwes H., Hamburg, Sprachheilschule
Tetzner Dr., Oberarzt der Unfallnervenheilanstalt »Bergmannswohl« Schkeuditz
Thode Dr., Landesrat, Kiel, Vertreter des Landeshauptmannes von Schleswig-Holstein
Thoms, Hamburg, Sprachheilschule
Tillis Dr., Brauweiler
Tito H., Hamburg, Sprachheilschule
Toedter Dr., Arzt an der Provinzial-Heil- und Pflegeanstalt Bedburg-Hau
Tremmel Dr., Heidelberg
Trömmer Dr., Professor, Oberarzt am allgemeinen Krankenhaus St. Georg, Hamburg
Trunk Dr., Arzt an der Heil- und Pflegeanstalt Bayreuth
Tüllmann Anni, Charlottenburg, Vertreterin der Deutschen Vereinigung Fürsorgedienst im Krankenhaus
Untrick, Altona, Vertreterin der Berufsberatung
Villinger Dr., Oberarzt des Landesjugendamts Hamburg
Vogel Dr., Direktor, Dresden, Vertreter des Deutschen Hygienemuseums Dresden
Waetzold Dr., Obermedizinalrat, Berlin, Vertreter des Magistrats der Stadt Berlin
Walther Dr., Oberarzt an der Landesheilanstalt Neustadt i. Holstein
Watermann, Hamburg
Weygandt Dr., Professor, Direktor der Staatskrankenanstalt und psychiatrischen Universitätsklinik Hamburg-Friedrichsberg, stellvertretender Vorsitzender des Deutschen Verbandes für psychische Hygiene
Wiehl Dr., Landesmedizinalrat, Düsseldorf (Landeshaus)
Wieners Dr., Bernau b. Berlin
Winkler Dr., Berlin-Dahlem, Oscar-Helene-Heim
Wlachmid G., Altona, Vertreter des Jugendamts
Zappe Dr., Sanitätsrat, Direktor der Landes-Heil- und Pflegeanstalt für Jugendliche, Schleswig-Hesterberg
Zendig Dr., Hamburg
Ziertmann Dr., Sanitätsrat, Direktor der Heil- und Pflegeanstalt Plagwitz i. Sa.

# Inhaltsverzeichnis.

FSC
www.fsc.org
MIX
Papier | Fördert
gute Waldnutzung
FSC® C083411

Kolibri 360 GmbH
Ferdinand-Jühlke-Straße 7
99095 Erfurt, Deutschland
produktsicherheit@kolibri360.de